Oldenkott/Scheiderer

Bandscheiben-Leiden: Was tun?

Die Autoren

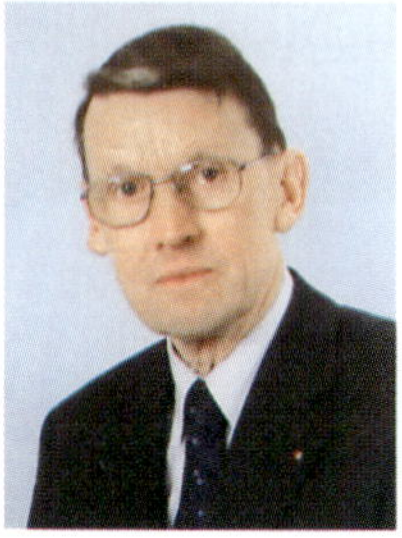

Prof. (em) Dr. med. Paul Th. Oldenkott
Oberstarzt a.D.
ehem. Leitender Arzt der Abteilung
Neurochirurgie
Bundeswehrkrankenhaus Ulm
Akademisches Krankenhaus
der Universität Ulm
D-89081 Ulm

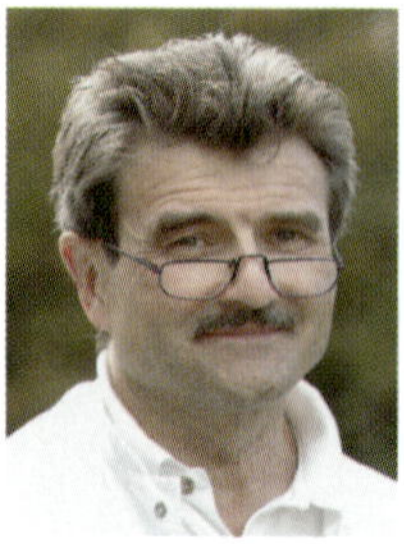

Dr. med. Dipl.-Ing. Wolf D. Scheiderer
Chefarzt der Rehabilitationsklinik Saulgau,
Facharzt für Orthopädie, Rheumatologie,
Facharzt für Physikalische und Rehabilitationsmedizin,
Chirotherapie, Spezielle Schmerztherapie, Unfallarzt
D-88348 Bad Saulgau

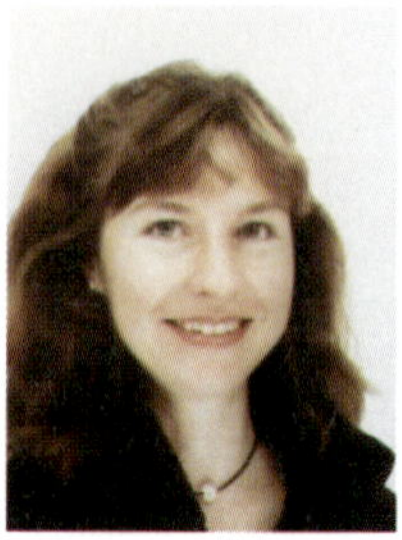

Annette Rief, geb. Sedelmaier
Leitende Physiotherapeutin
der Rehabilitationsklinik Saulgau
D-88348 Bad Saulgau
Inhaberin der ptconsulting
D-70594 Stuttgart

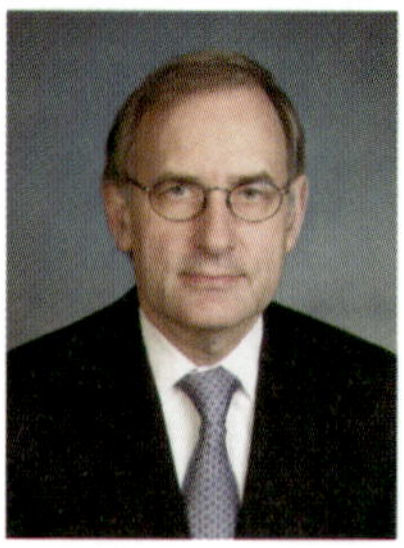

Prof. Dr. med. Andreas Weidner
Leitender Arzt Neurochirurgie – Wirbelsäulenchirurgie
Arzt für Neurochirurgie und Orthopädie
Lengericher Landstraße 19 b
D-49078 Osnabrück

Professor Dr. med. Paul Th. Oldenkott
Dr. med. Dipl.-Ing. Wolf D. Scheiderer

Bandscheiben-Leiden: Was tun?

- Schmerzen lindern durch richtige Behandlung
- Operation ja oder nein: Die neuesten Erkenntnisse
- Schonung und Kräftigung: Die besten Übungen für den Alltag

Unter Mitarbeit von
Annette Rief geb. Sedelmaier
Prof. Dr. med. Andreas Weidner

TRIAS

Bibliografische Information der Deutschen Bibliothek
Die Deutsche Bibliothek verzeichnet diese Publikation in der Deutschen Nationalbibliografie; detaillierte bibliografische Daten sind im Internet über http://dnb.ddb.de abrufbar

Umschlaggestaltung:
Cyclus · Visuelle Kommunikation, Stuttgart
Umschlagfotos: Fridhelm Volk

Textzeichnungen:
Christine Lackner-Hawighorst, Ittlingen

Fotos der Übungen und S. 34/35:
Ingo Rack, Bad Saulgau; S. 60/61:
Dr. Scheiderer; alle übrigen Fotos:
Archiv der Thieme Verlagsgruppe

Programmplanung: Sibylle Duelli

Redaktion: Karl Quadt

Wichtiger Hinweis:
Wie jede Wissenschaft ist die Medizin ständigen Entwicklungen unterworfen. Forschung und klinische Erfahrung erweitern unsere Erkenntnisse, insbesondere was Behandlung und medikamentöse Therapie anbelangt. Soweit in diesem Werk eine Dosierung oder eine Applikation erwähnt wird, darf der Leser zwar darauf vertrauen, dass Autoren und Verlag große Sorgfalt darauf verwandt haben, dass diese Angabe **dem Wissensstand bei Fertigstellung des Werkes** entspricht.
Für Angaben über Dosierungsanweisungen und Applikationsformen kann vom Verlag jedoch keine Gewähr übernommen werden. **Jeder Benutzer ist angehalten,** durch sorgfältige Prüfung der Beipackzettel der verwendeten Präparate und gegebenenfalls nach Konsultation eines Spezialisten festzustellen, ob die dort gegebene Empfehlung für Dosierungen oder die Beachtung von Kontraindikationen gegenüber der Angabe in diesem Buch abweicht. Eine solche Prüfung ist besonders wichtig bei selten verwendeten Präparaten oder solchen, die neu auf den Markt gebracht worden sind. **Jede Dosierung oder Applikation erfolgt auf eigene Gefahr des Benutzers.** Autoren und Verlag appellieren an jeden Benutzer, ihnen etwa auffallende Ungenauigkeiten mitzuteilen.

Gedruckt auf chlorfrei gebleichtem Papier

Oswald-Hesse-Str. 50
70469 Stuttgart
Printed in Germany
Satz: Fotosatz H. Buck, Kumhausen
Druck: Westermann Druck Zwickau GmbH

ISBN 3-8304-3227-5 1 2 3 4 5 6

Zu diesem Buch

Überlieferungen aus vorchristlicher Zeit und Schriftstücke der vergangenen Jahrhunderte widerlegen die verbreitete Ansicht, das Bandscheibenleiden sei eine Mode- oder Zivilisationskrankheit. Bandscheibenbedingte Beschwerden sind keineswegs das Opfer, welches der Mensch seiner heutigen Lebensweise und den technischen Errungenschaften dieser Zeit bringen muss. Das bestätigen auch jüngste Untersuchungen an Skeletten aus der Vorzeit. Bezogen auf gleiche Altersgruppen waren degenerative Veränderungen der Wirbelsäule damals genauso häufig wie heute.

Biomechanischen Forschungsergebnissen verdanken wir unser Wissen über die Funktion der gesunden Wirbelsäule und über die Ursachen wirbelsäulenbedingter Schmerzzustände. Wir wissen, dass die gesunde Bandscheibe für die Funktionstüchtigkeit und Leistungsfähigkeit der Wirbelsäule eine führende Rolle spielt und dass Riss- und Spaltbildungen sowie Verlagerungen von Bandscheibengewebe das Zusammenspiel der Bauelemente der Wirbelsäule stören. Dieser bei jedem Menschen schon frühzeitig einsetzende, als Degeneration bezeichnete, aber normale Umwandlungsprozess im Gewebeverband der Bandscheibe muss nicht zwangsläufig zu Beschwerden führen. Erst bei Fortschreiten der Bandscheibendegeneration kann es unter Bedingungen, die vielfältig sein können, zu Schmerzen in allen Teilen der Wirbelsäule kommen; am häufigsten im unteren Bereich der Lendenwirbelsäule und des sich anschließenden Kreuzbeins. Dabei sind örtliche Beschwerden und in die Beine ausstrahlende Schmerzen in ihrer Ausprägung individuell sehr unterschiedlich.

Bandscheibenbedingte Erkrankungen sind weit verbreitet und werden wegen ihrer sozialmedizinischen Folgen und gesellschaftspolitischen Bedeutung vielfach als »Volkskrankheit« bezeichnet. Sozioökonomisch von Bedeutung ist die Tatsache, dass allein aufgrund von Rückenbeschwerden in der Bundesrepublik Deutschland etwa 80 Millionen Arbeitstage ausfallen. Damit sind Bandscheibenprobleme die häufigste Ursache für Fehlzeiten am Arbeitsplatz. 50 Prozent aller Rentenanträge werden mit Erkrankungen der Bandscheiben begründet. Die volkswirtschaftlichen Kosten belaufen sich bei uns pro Jahr auf etwa 10 Milliarden Euro, die direkten und indirekten Gesamtkosten erreichen bundesweit jährlich rund 23 Milliarden Euro (2003).

Über Schmerzen im Bereich der Lendenwirbelsäule klagen einmal im Laufe ihres Lebens etwa 80 Prozent der Menschen. In Deutschland (NFU Infratest Health 2003) gaben 34 Prozent der Bevölkerung wiederkehrende (rezidivierende) oder chronische Wirbelsäulenbeschwerden an, 12 Prozent haben täglich Schmerzen. Akute Rückenbeschwerden in diesem Wirbelsäulenabschnitt klingen jedoch erfahrungsgemäß wegen der Selbstheilungskräfte (60 Prozent) bald, längstens innerhalb von Wochen, wieder ab. Bedauerlicherweise erleiden 35 Prozent einen Rückfall, von denen 5 Prozent chronifizieren, also unter anhaltenden Beschwerden leiden, mit oft schwer wiegenden Konsequenzen für die Betroffenen.

Örtliche Schmerzen der Lendenwirbelsäule, die plötzlich auftreten und mit einer erheblich schmerzhaften Fehlstellung und Einschränkung der Beweglichkeit einhergehen, nennt der Volksmund »Hexenschuss«; strahlen die Schmerzen in die Beine aus, wird von »Ischias« gesprochen.

Nicht selten haben die über Jahre andauernden und immer wiederkehrenden Schmerzen Auswirkungen auf das Leben des Patienten: in seiner gesellschaftlichen Stellung, der Ehe, der Familie, an der Arbeitsstelle, im Freundeskreis. Viele dieser Kranken beklagen, dass sie auf Unverständnis für ihre Situation stoßen. Sie leiden darunter, von ihrer Umgebung verkannt, nicht ernst genommen oder sogar belächelt zu werden. Unsicherheit, Fehlverhalten, depressive Reaktionen und Zurückgezogenheit sind mögliche Begleiterscheinungen. Eine Vielzahl wirkungslos gebliebener oder unzureichender Behandlungsversuche können zu Verhaltensstörungen führen. Es wird verständlich, dass die Betroffenen wegen ausbleibender Behandlungserfolge enttäuscht und verzweifelt sind und für sich selbst, ihre Umwelt und für die sie behandelnden Ärzte zum Problem werden.

»Das Bedürfnis der Kranken ist groß, über Ursache, Auswirkungen, Behandlungsmöglichkeiten und Vorsorge ihres Bandscheibenleidens unterrichtet zu sein«, schrieb mein akademischer Lehrer W. Driesen (†) in seinem Geleitwort bei Erscheinen dieses Ratgebers 1977. Allerdings ist immer wieder darauf hinzuweisen, dass nicht jeder Wirbelsäulen- und Beinschmerz bandscheibenbedingt ausgelöst ist. Daher: *Die Feststellung der Beschwerdeursache, die Diagnose, steht vor jeder Behandlung!* Der Arzt stellt die Diagnose, verordnet, kontrolliert und verantwortet die erforderlichen Behandlungsmaßnahmen, individuell angepasst!

Der vorliegende Ratgeber soll dem »Bandscheibengeschädigten« zur Information und Orientierung dienen. Er bietet kein Rezept für alle Lebenslagen und ist kein Ersatz für die ärztliche Beratung und Behandlung. Der Informationsgehalt dieses Ratgebers bleibt begrenzt; es ist nicht möglich, auf alle schmerzauslösenden Ursachen der Wirbelsäule und ihre Behandlungsmöglichkeiten einzugehen und die sich stellenden Fragen zu beantworten.

Die Entstehung von Bandscheibenveränderungen lassen sich nicht verhindern; die Möglichkeiten, die Folgen des Leidens durch Eigeninitiative zu bessern, zu lindern, den Auswirkungen entgegenzuwirken und vorzubeugen, sind aber vielfältig; Voraussetzung hierfür ist eine sachgerechte und für den medizinischen Laien verständliche Information. Diesem Anliegen dient der Ratgeber: Er soll die Eigenverantwortung und Eigeninitiative des Betroffenen fördern. *»Mit Wissen vorbeugen durch Handeln«* – mit dieser Aufforderung wendet sich dieses Buch daher an alle, die nicht gewillt sind, ihr Leiden als schicksalhaften Eingriff in ihr Leben hinzunehmen.

In besonderer Weise richtet sich der Ratgeber an die Menschen, die wegen eines Bandscheibenvorfalls operiert werden müssen. Ihnen möchte der Ratgeber die Entscheidung zur notwendigen Operation erleichtern und dazu dienen, die Angst vor dem operativen Eingriff zu vermindern, besser noch, sie zu nehmen. So finden sich neben einer Darstellung gängiger Methoden der operativen Behandlung Verhaltenshinweise für die Zeit nach dem Eingriff, die helfen sollen, die Erkrankung zu überwinden und Rückschlägen entgegenzuwirken.

Der 9. Auflage des vorliegenden Ratgebers liegen die Erfahrungen zugrunde, welche in langjähriger klinischer Tätigkeit gewonnen werden konnten. Erfahrungen, in denen sich die Probleme, Sorgen und Nöte von vielen Patienten widerspiegeln, von Patienten, die entweder nur beraten werden wollten oder die konservativ behandelt oder operiert werden mussten.

In Zusammenarbeit mit dem Orthopäden und Diplom-Ingenieur W. Scheiderer, der Leitenden Physiotherapeutin A. Rief, geb. Sedelmaier und dem Neurochirurgen und Orthopäden A. Weidner wurde die vorliegende Auflage überarbeitet und ergänzt, das operative Kapitel neu gestaltet, aktualisiert und mit Hinweis auf einen Markt der Zukunft

»Tissue engineering – biologischer Bandscheibenersatz« erweitert. Eine Neugestaltung und Ergänzung hat auch der Behandlungsteil erfahren.

Schwingstab – warum?

Zusätzlich zu den bisherigen Übungen werden Trainingsbeispiele mit dem Schwingstab beschrieben, die Therapeuten und Patienten Einblick in die Handhabung dieser noch wenig bekannten, aber sehr sinnvollen Trainingsform geben sollen. Aus physiotherapeutischer (früher: krankengymnastischer) Sicht sehen die Autoren in dem Schwingstab ein Übungsgerät, das in Zukunft nicht nur in der Orthopädie mehr und mehr Verbreitung finden wird.

Die Herausgabe der seit seinem Erscheinen im Jahre 1977 9. Auflage zeigt, dass dieses Buch von den Rat suchenden, an einer Bandscheibenerkrankung leidenden Menschen angenommen wird. Es würde uns freuen, wenn auch dieser Ratgeber nicht nur den Betroffenen, sondern ebenso den ärztlichen Kolleginnen, Kollegen, Physiotherapeutinnen und Physiotherapeuten in der Praxis, im Krankenhaus, in den REHA-Kliniken und allen, die an der Behandlung von Patienten mit bandscheibenbedingten Erkrankungen beteiligt sind, zur Information und als Anregung dient.

Ulm/Someraro, im Januar 2005 — P. Th. Oldenkott
Bad Saulgau — W. Scheiderer

Dank

Frau R. Rehberger, geb. Sedelmaier, niedergelassene Physiotherapeutin, danke ich für die kompetente fotografische Mitgestaltung der Übungen, Herrn Prof. Dr. med. W. Bähren, ehemals Leitender Arzt der Radiologischen Abteilung, Bundeswehrkrankenhaus Ulm, verdanke ich die Auswahl und Überlassung der Röntgen-Bilder, Computer- und MR-Tomographien. Meinem langjährigen Mitarbeiter, Herrn Prof. Dr. med. V. Tronnier, Neurochirurgische Universitätsklinik Heidelberg, danke ich für seine Empfehlungen zur operativen Schmerztherapie und Herrn Rechtsanwalt E. Knorr, Ulm, für die Durchsicht des Kapitels »Aufklärungsgespräch vor der Operation«. Danken möchte ich auch der TRIAS-Redaktion, Frau Duelli, die diese 9. Auflage entgegenkommend begleitet hat.

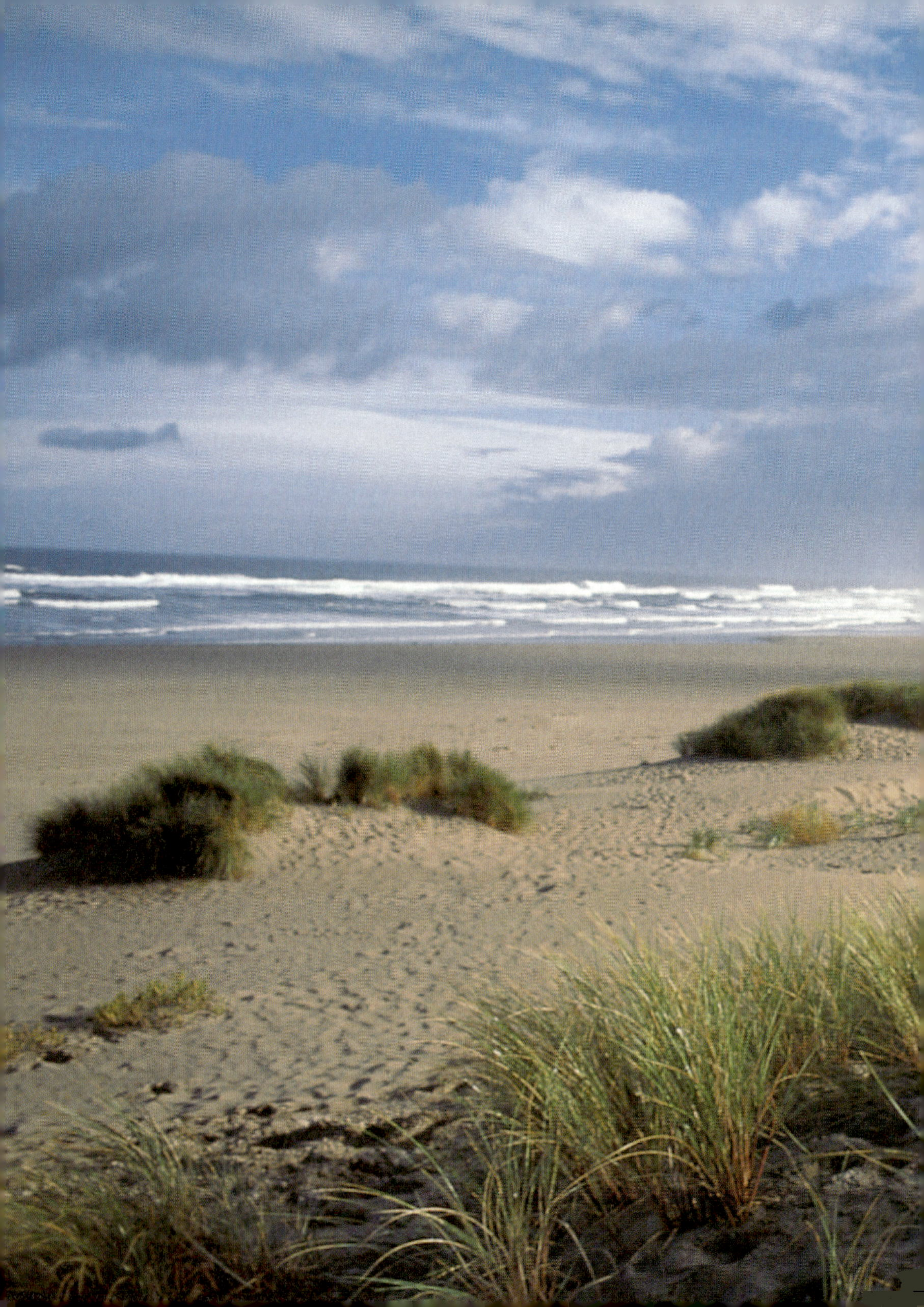

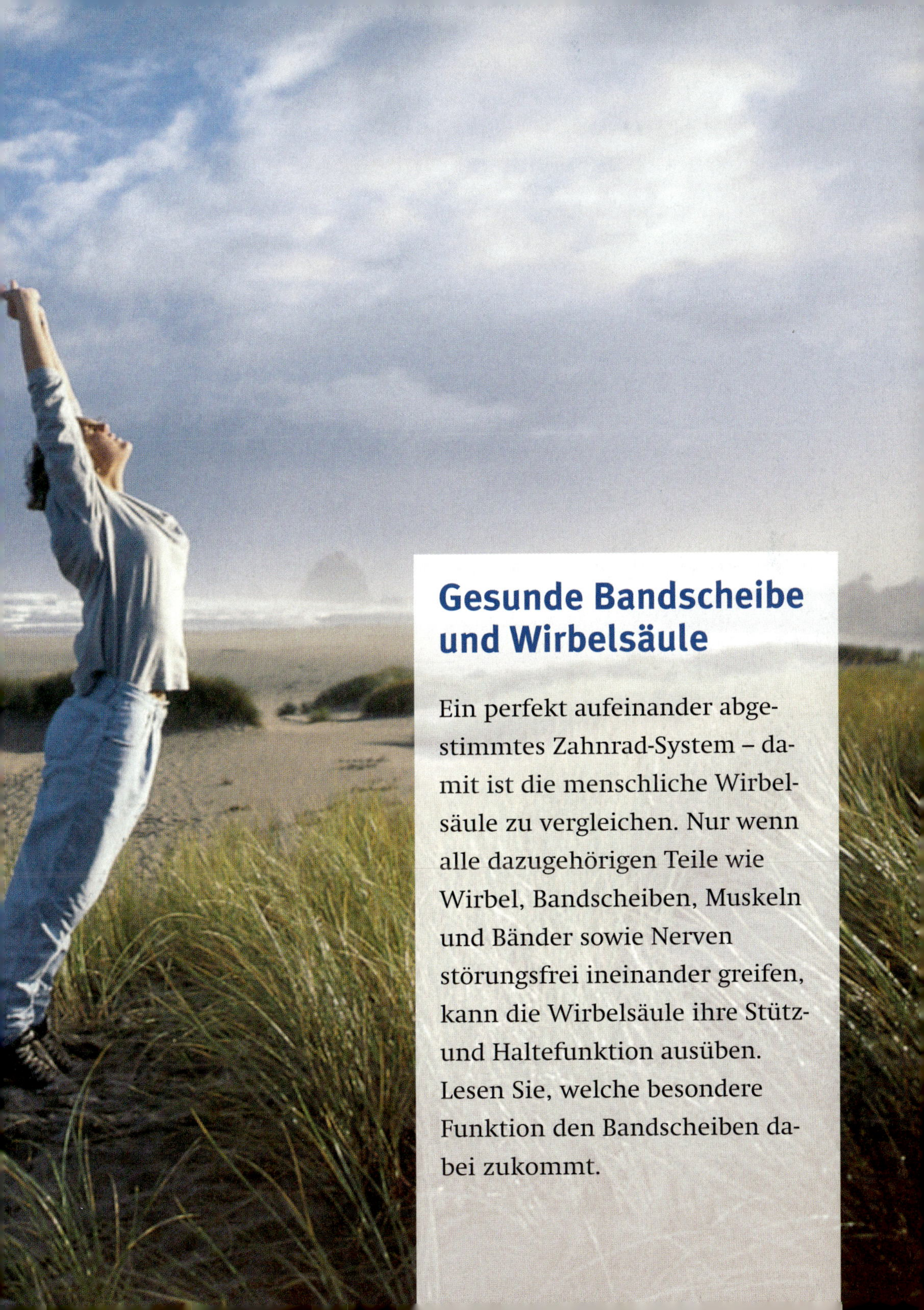

Gesunde Bandscheibe und Wirbelsäule

Ein perfekt aufeinander abgestimmtes Zahnrad-System – damit ist die menschliche Wirbelsäule zu vergleichen. Nur wenn alle dazugehörigen Teile wie Wirbel, Bandscheiben, Muskeln und Bänder sowie Nerven störungsfrei ineinander greifen, kann die Wirbelsäule ihre Stütz- und Haltefunktion ausüben. Lesen Sie, welche besondere Funktion den Bandscheiben dabei zukommt.

Wie die menschliche Wirbelsäule aufgebaut ist

Die Wirbelsäule trägt den Kopf, stützt den Rumpf und umschließt das Rückenmark. Das Becken ist die knöcherne Verbindung von der Wirbelsäule zu den Beinen. Neben sieben Hals- und zwölf Brustwirbeln setzt sich die Wirbelsäule normalerweise aus fünf Lendenwirbeln, dem Kreuzbein und dem Steißbein zusammen (Abb. 1).

Ein fein ausgeklügeltes System

Form

Die charakteristische Form der Wirbelsäule mit den so genannten physiologischen Krümmungen bildet sich im ersten Entwicklungsjahr des Menschen aus. Die Wirbelsäule erhält dadurch das Aussehen eines großen »S«. Die Krümmungen nennt man Halslordose, Brustkyphose und Lendenlordose (Abb. 1b).

Festigkeit

Ihre Festigkeit (Stabilität) erhält die Wirbelsäule durch Bänder und Muskeln, mit denen sie eine funktionelle Einheit bildet. Ohne diese Bänder und Muskeln würde die Wirbelsäule aufgrund des großen Innendrucks der Bandscheiben wie eine starke Feder weit über ihre normale Länge hinaus ausgedehnt werden.

Beanspruchung und Funktion

Die unterschiedliche Bauweise der Wirbelkörper trägt der Beanspruchung und Funktion der Wirbelsäule Rechnung: Die Lendenwirbelsäule trägt das gesamte Gewicht des Oberkörpers, überträgt dieses Gewicht auf das Becken im Sitzen und auf die Beine im Stehen, beim Gehen und Laufen. Kräftig entwickelte Lendenwirbelkörper sind notwendig, um die stärkere Belastung im Bereich der Lendenwirbelsäule aufzufangen. Schmerzen treten am häufigsten in diesem Bereich auf.

Überlastung

Die kurzzeitige (akute) oder anhaltende (chronische) Überdehnung von Bändern führt zur Fehl- oder Überlastung der Muskulatur, die die Wirbelsäule stützt. Dadurch, aber auch durch Fehlbildungen im Aufbau der Wirbelsäule und durch Übergewicht, kann es zu Beschwerden kommen.

Fehlbildungen

Zu den Fehlbildungen werden unter anderem die Übergangsstörungen gerechnet, die mithilfe von bildgebenden Verfahren auszuschließen sind, insbesondere vor einer operativen Behandlung (z. B. eines Bandscheibenvorfalls). Derartige Übergangsstörungen kommen als »Normvarianten« in allen Wirbelsäulenabschnitten vor, am häufigsten betroffen ist der Übergang von der Lendenwirbelsäule zum Kreuzbein (lumbosakraler Übergangsbereich). Gewöhnlich verschmelzen Kreuz- und Steißbeinwirbel zwischen dem 20. und 25. Lebensjahr zum Kreuzbein. Bleibt der 1. Kreuzbeinwirbel davon ausgespart, wird die Lendenwirbelsäule sechsgliedrig (Lumbalisation); verschmilzt dagegen der 5. Lendenwirbel mit dem Kreuzbein, hat die Lendenwirbelsäule nur vier statt fünf Wirbelkörper (Sakralisation).

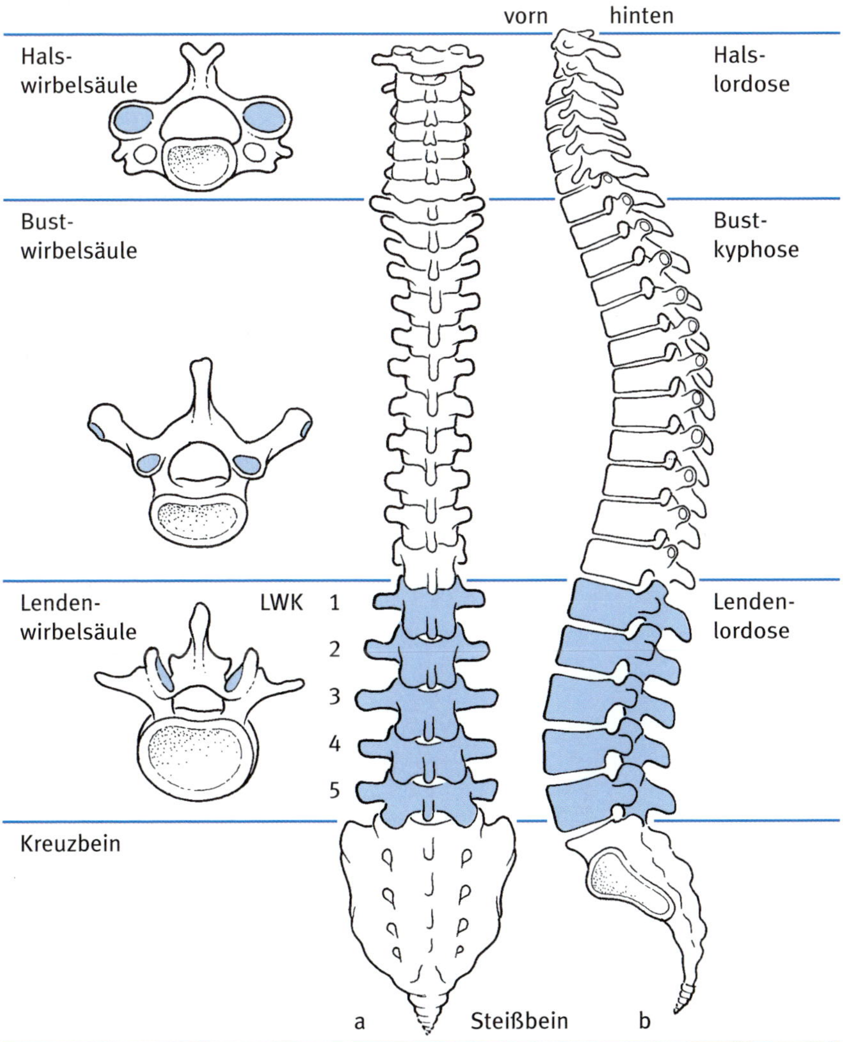

Abb. 1: Menschliche Wirbelsäule von hinten (a) und von der Seite (b) mit Beispielen für die Wirbelkörperform in den einzelnen Abschnitten

Woraus jeder einzelne Wirbel besteht

Aufbau des Wirbelkörpers

Der besondere anatomische Aufbau des Wirbelkörpers als Hauptteil eines Wirbels gewährleistet seine Festigkeit (Abb. 2). Eine weiche, aufgelockerte innere Knochenstruktur (Spongiosa) wird zur Seite von der Knochenrinde und an der Ober- bzw. Unterfläche (Deck- und Grundplatte) des Wirbelkörpers von der Knochenleiste abgegrenzt. Die Abschlussflächen des Wirbelkörpers nach oben und unten gegen die Bandscheiben bilden Knorpelplatten.

Aufbau des Wirbelbogens

Hinten seitlich finden sich beiderseits knöcherne Ausläufer: Wirbelbogen mit Dornfortsatz und Gelenkfortsätze mit Gelenkflächen (Gelenkfacetten) (Abb. 2). Die Wirbellöcher, die beim Zusammenschluss der Wirbelbögen entstehen, werden durch Aufeinanderreihen der Wirbelkörper zum Wirbelkanal. Besondere Bänderzüge sind an der Innenauskleidung des Wirbelkanals beteiligt.

Die Wirbelgelenke

Dem Wirbelbogen paarig zugeordnet sind an jeder Seite je zwei mit Gelenkflächen ausgestattete, einander zugewandte Gelenkfortsätze: die Wirbelgelenke (Facettengelenke). Durch diese wird die Verbindung der einzelnen Wirbelkörper untereinander hergestellt. Die Gelenkflächen haben in den einzelnen Wirbelsäulenabschnitten unterschiedliche Stellungen. Dadurch wird dem jeweiligen Bewegungsspielraum der Wirbel-

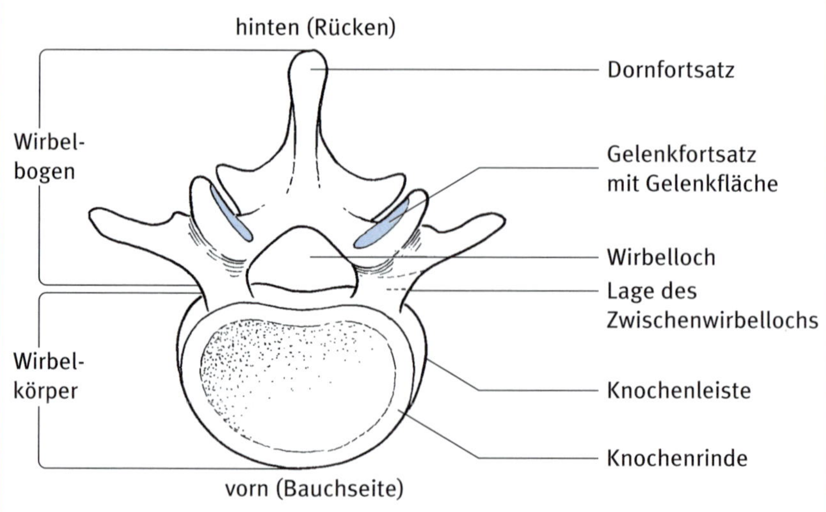

Abb. 2: Lendenwirbel in der Aufsicht

säule Rechnung getragen. Die Gelenkfortsätze selbst werden von einer derben, mit elastischen Fasern versehenen Gelenkkapsel zusammengehalten (Abb. 4a, s. Seite 22). Die (kleinen) Wirbel- oder Wirbelbogengelenke sind bei degenerativen Veränderungen der Bandscheiben wegen ihrer reichhaltigen Versorgung mit kleinen Nervenendigungen (Schmerzrezeptoren) für die Entstehung und Unterhaltung bestimmter Schmerzformen bedeutsam.

Das Zwischenwirbelloch

Das Zwischenwirbelloch ist ein kurzer Kanal, der von der seitlichen Hinterfläche des Wirbelkörpers, dem oberen und unteren Gelenkfortsatz zweier benachbarter Wirbel und einem Teil der Bandscheibe begrenzt wird (Abb. 2 und 4a). Die Höhe der Bandscheibe beeinflusst die Größe des Zwischenwirbellochs und damit die Weite des kleinen Kanals. Dadurch kann es in Verbindung mit knöchernen Neubildungen an den benachbarten Wirbelkörperbereichen, infolge krankhafter Vorgänge an den Gelenkanteilen, durch Reizung kleiner Nerven und durch Druck der hier den Wirbelkanal verlassenden Nervenwurzeln zu Schmerzen kommen.

Die Rumpfmuskulatur als Stützkorsett

Am Rücken (dorsal) verlaufen zwei kräftige Muskelzüge links und rechts der Wirbelsäule vom Becken bis zum Kopf, die eigentlichen Rückenmuskeln (Abb. 3b–d). Diese bestehen aus kürzeren und längeren Muskelfasern, die so aufgebaut sind, dass sie die einzelnen beweglichen Abschnitte der Wirbelsäule miteinander verstreben und bei Bewegungen mitwirken. Zusätzlich finden sich auf dem Rücken flache Muskeln, die überwiegend quer verlaufen und von der Wirbelsäule zum Schultergürtel ziehen. Sie helfen dadurch, die Wirbelsäule zu festigen, z. B. beim Heben von Lasten.

Da die Wirbelsäule des Menschen in der seitlichen Betrachtung nicht in der Körpermitte verläuft, sondern rückenwärts, der Schwerpunkt der Körpermasse aber bauchwärts liegt (Abb. 3e), benötigt der Mensch, um aufrecht zu stehen und nicht nach vorn zu fallen, ein vielschichtiges funktionelles Muskelkorsett. Der Zug der Rückenmuskulatur bildet einen Gegenspieler zu der auf den Körperschwerpunkt wirkenden Erdanziehungskraft (Gravitation). Die Rückenmuskulatur wird demnach in oberflächliche und tiefe (autochthone) Schichten unterteilt.

Die tief gelegenen Rückenmuskeln

Bei Rückenbeschwerden besteht meist eine Störung der tiefen Rückenmuskeln.

Der tiefe Anteil der Rückenmuskulatur hat die Aufgabe, da er direkt an der Wirbelsäule angreift, die Verspannung oder Aufrichtung zu ermöglichen (Musculus erector spinae). Er setzt sich aus einer ganzen Reihe von Muskeln zusammen, die sich nach dem Verlauf unterscheiden: längs oder quer, lange oder kurze Muskeln; diese sind zudem in mehreren Schichten angeordnet, erst die kurzen und dann die langen (Abb. 3b–d. Aktuelle Untersuchungen zeigten, dass bei Rückenbeschwerden meist eine Störung der tiefen Rückenmuskeln (Musculi multifidii) vorliegt. Der Funktion dieser tiefen Muskeln muss, in Verbindung mit dem von vorn (ventral) schräg nach hinten (dorsal) ziehenden M. transversus abdominis, bei der Rehabilitation und beim Training immer Rechnung getragen werden, um eine abschnittsweise (segmentale) Stabilisation zu erreichen.

Die oberflächlich gelegenen Rückenmuskeln

Bei den oberflächlich gelegenen Rückenmuskeln wird zwischen drei Gruppen unterschieden. Bei der Gruppe der Rumpf-Arm-Muskeln (Abb. 3b) sind der so genannte Kappenmuskel (Trapezius) und der breite Rückenmuskel (Latissimus) hervorzuheben. Bestimmte medizinische Trainingsgeräte sind speziell zur Kräftigung dieser Muskelgruppen entwickelt worden. Die tiefen wie auch die oberflächlichen Muskeln verstreben die einzelnen beweglichen Abschnitte der Wirbelsäule miteinander und wirken bei den Bewegungen mit.

Die Bauchmuskeln

Die Bauchmuskeln unterstützen beim Heben schwerer Lasten die Rückenmuskulatur.

Der freie Raum zwischen Becken und Brustkorb vorn und seitlich am Rumpf wird durch die Bauchmuskeln ausgefüllt, welche stark miteinander verzahnt sind (Abb. 3e). Die Bauchmuskulatur setzt sich aus fünf einzelnen Muskeln zusammen (Abb. 3a). Sie wirkt teils unterstützend, teils als Gegenspieler zur Rückenmuskulatur. Die Bauchmuskeln beugen den Oberkörper. Sie unterstützen beim Heben schwerer Lasten die Rückenmuskulatur, indem mittels Bauchpresse der Druck im Bauchraum durch tiefes Einatmen und Luftanhalten erhöht und dadurch die angespannte Bauchmuskulatur gehalten wird. Den geraden Bauchmuskel (Rectus) erkennt man bei schlanken, trainierten Menschen an seinem »Waschbrettmuster«.

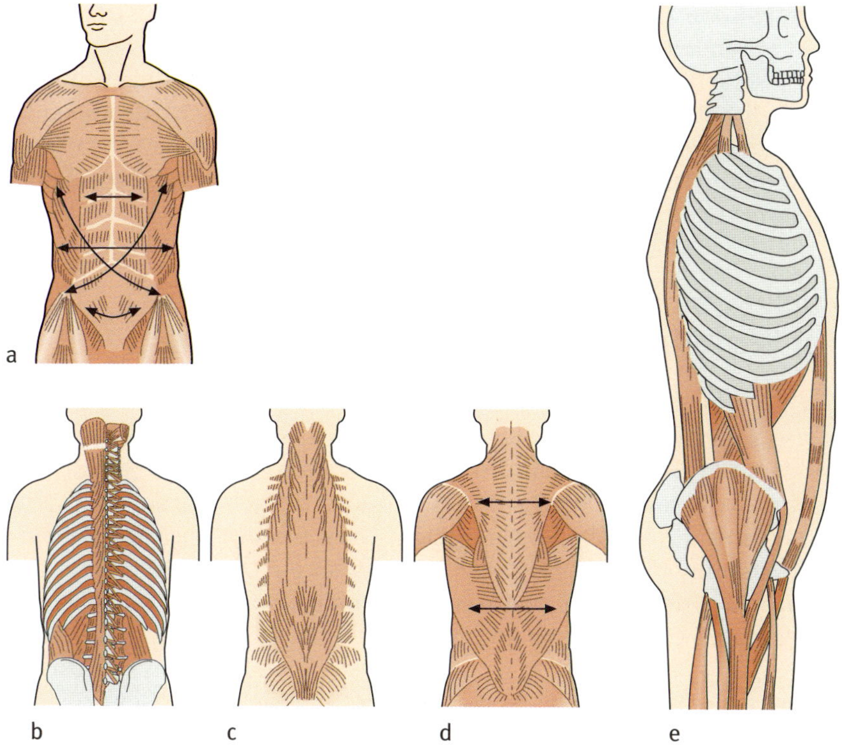

Abb. 3:
a) Muskelzüge vorn (schematisch);
b–d) Muskelzüge hinten (schematisch);
e) Muskelzüge seitlich rechts (schematisch)

Ohne Muskeln verlieren wir den Halt

Neben der Aufgabe, die Baucheingeweide zu stützen, bei der Atmung mitzuwirken und das Aufrichten aus liegender Stellung zu ermöglichen, bestimmen die Bauchmuskeln zusammen mit den Rückenmuskeln die Haltung und wirken bei der Bewegung der Wirbelsäule mit.

Das für den Menschen typische aufrechte Gehen und Stehen wird von der knöchernen Wirbelsäule mit ihren besonderen Krümmungen in enger Verbindung mit der Muskulatur ermöglicht. Erkrankungen und

Störungen im Zusammenspiel der einzelnen Muskelgruppen führen zu einer Veränderung und Verschlechterung der Haltung beim Menschen. Eine Fehlbelastung der Wirbelsäule ist die Folge. Änderungen im Zusammenwirken der Muskulatur, verursacht durch zu schlaffe Muskulatur, bieten der Wirbelsäule zu wenig Halt. Aber auch eine zu stark gespannte Muskulatur, die nicht mehr nachgiebig genug ist, kann Funktionsstörungen hervorrufen.

Rückenmark und Nerven im Schutz der Wirbelsäule

Das Rückenmark ist Teil des zentralen Nervensystems und muss als Fortsetzung des Gehirns angesehen werden. So wie das Gehirn vom knöchernen Schädel schützend umschlossen wird, so erhält das Rückenmark seinen Schutz durch den knöchernen Wirbelkanal. Von seiner Hinter- und Vorderseite gehen Nervenfasern aus, die, zu Bündeln zusammengeschlossen, die Nervenwurzeln bilden. Diese werden ebenso wie das Gehirn und das Rückenmark von einer harten Haut (Dura mater) umhüllt (Abb. 4a und 5a).

> Das gesamte zentrale Nervensystem, nämlich das Gehirn, das Rückenmark und die von ihm abgehenden Nervenfasern, wird von einer Flüssigkeit umspült, dem Nervenwasser (Liquor cerebrospinalis). Dieser Flüssigkeitsmantel bietet eine zusätzliche Sicherung gegen äußere Gewalteinwirkung.

Die Nervenwurzeln

Da das Rückenmark kürzer ist als die Wirbelsäule, treten die acht Nervenwurzeln (C_{1-8}) im Bereich der Halswirbelsäule mehr waagerecht, die zwölf Nervenwurzeln (T_{1-12}) im Brustwirbelsäulenbereich schräg, die fünf Nervenwurzeln (L_{1-5}) im Bereich der Lendenwirbelsäule und die fünf Sakralwurzeln (S_{1-5}) im Kreuzbeinbereich beinahe senkrecht nach unten aus, also weitaus tiefer, als es ihrem Ursprungsort im Rückenmark entspricht (Abb. 4c). Das Rückenmark endet beim erwachsenen Menschen in Höhe des 2. Lendenwirbelkörpers. Im Gegensatz zum Hals- und Brustwirbelkanal wird der größte Teil des Lendenwirbelkanals daher nur noch, ähnlich einem Pferdeschwanz, von Nervenfasern (»Cauda equina«) und Nervenwasser ausgefüllt.

Die Nervenwurzeln verlassen den Wirbelkanal durch die beschriebenen seitlichen Öffnungen, die Zwischenwirbellöcher (Abb. 4a und b). Außerhalb des Wirbelkanals bilden die einzelnen Nervenwurzeln Geflechte, aus denen der eigentliche periphere Nerv hervorgeht. Als Beispiel wird der Beinnerv (Nervus ischiadicus oder Ischias) erwähnt, der sich aus den Lenden- und Sakralnervenwurzeln L_4 bis S_3 zusammensetzt (Abb. 4c).

Die Bandscheibe (Zwischenwirbelscheibe) als Stoßdämpfer

Die menschliche Wirbelsäule verdankt ihre Beweglichkeit hauptsächlich den Bandscheiben, die zwischen je zwei Wirbelkörpern eingebettet sind und daher auch Zwischenwirbelscheiben genannt werden. Über knorpelige Deck- und Grundplatten stehen die Bandscheiben in enger Verbindung mit den Wirbelkörpern.

Aufbau der Bandscheibe

Die Zwischenwirbelscheibe hat, wie der Name besagt, die Form einer Scheibe (Discus). An ihr unterscheidet man einen äußeren sehnig-straffen bindegewebigen Gürtel (Faserring, Anulus fibrosus) und eine im Inneren gelegene gallertartige Masse (Gallertkern, Nucleus pulposus). Der Faserring wird zusätzlich durch entgegengesetzt verlaufende Faseranteile verstärkt (Abb. 4b).

Zahl und Lage der Bandscheiben

Da es zwischen dem 1. und dem 2. Halswirbelkörper keine Bandscheibe gibt, hat der Mensch sechs Hals-, zwölf Brust- und fünf Lendenbandscheiben. Kreuz- und Steißbein haben gewöhnlich keine Bandscheiben und sind verknöchert. Die Zwischenwirbelscheiben werden nach den über ihnen gelegenen Wirbelkörpern gezählt. Am Beispiel der Lendenwirbelsäule liegt die fünfte Lendenbandscheibe demnach zwischen dem fünften Lendenwirbelkörper und dem Kreuzbein. Besteht zwischen der Lendenwirbelsäule und dem Kreuzbein eine Übergangsstörung (siehe S. 14 f.), spricht man vom letzten, vorletzten, drittletzten usw. Bandscheiben- oder Zwischenwirbelraum. Diese Sprachregelung hat sich im Hinblick auf die zweifelsfreie Festlegung der Schädigungshöhe vor einer operativen Behandlung bewährt.

Die ungestörte Funktion der Zwischenwirbelscheibe ist abhängig von der Unversehrtheit des Bandscheibengewebes. Nur in einer gesunden

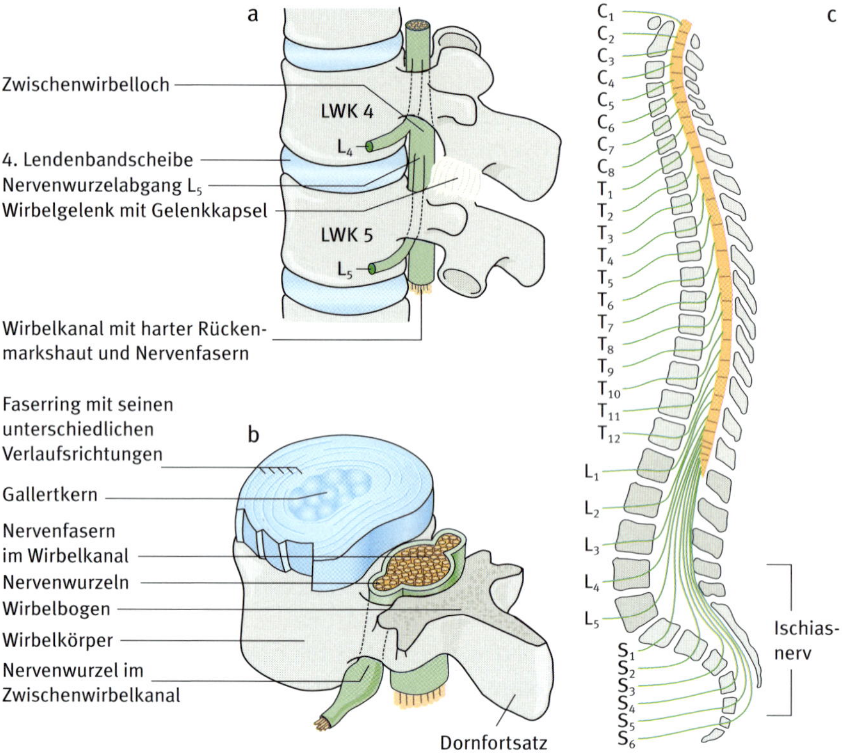

Abb. 4: a) Lagebeziehung und Verlauf einer Nervenwurzel (am Beispiel L5) in Bezug zur Bandscheibe und zum Zwischenwirbelloch (Ansicht von links seitlich) (LWK = Lendenwirbelkörper)
b) Bandscheibe mit Faserring und Gallertkern dem Wirbelkörper aufliegend in Bezug zu Nervenfasern und Nervenwurzel (Aufsicht);
c) Rückenmark und Nervenwurzelaustritt (Ansicht von links seitlich; C = Hals-, T = Brust-, L = Lendenwirbelsäulen- und S = Sakralbereich [Kreuzbein])

Zwischenwirbelscheibe kann die notwendige druckabhängige Flüssigkeitsverschiebung stattfinden. Vor allem sind es biochemische, physikalische und mechanische Bedingungen, die der Bandscheibe ihre Aufgabe als »Stoßdämpfer« der Wirbelsäulenbewegung erleichtern.

> Die Zwischenwirbelscheibe dient ähnlich einem Wasserkissen dazu, Erschütterungen der Wirbelsäule aufzufangen und das Bewegungsausmaß zu bestimmen.

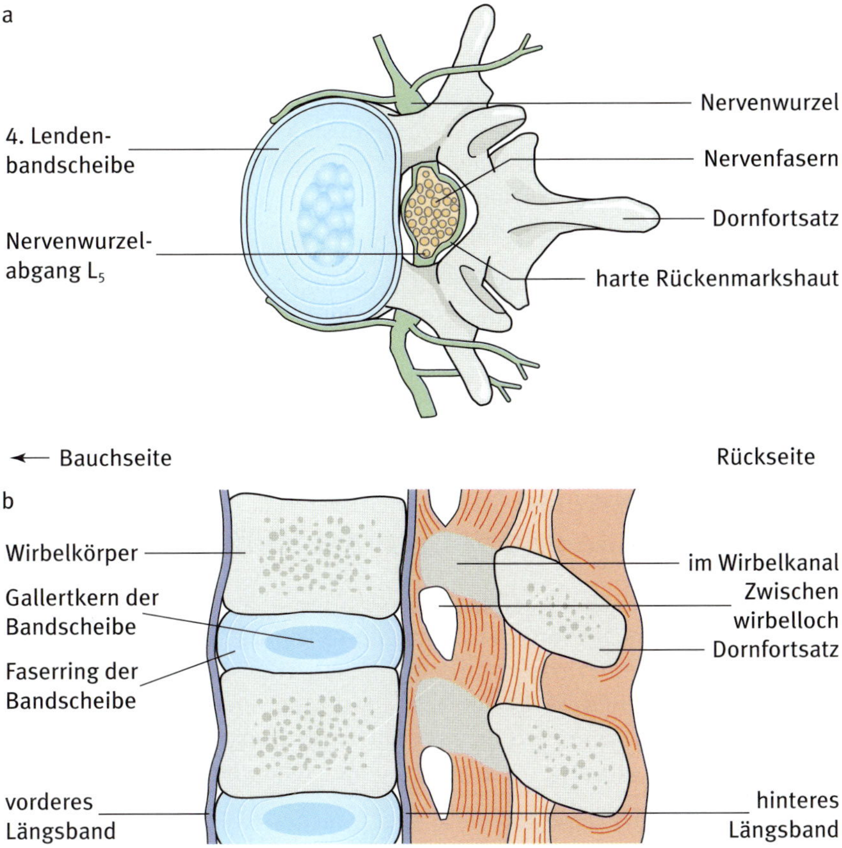

Abb. 5: a) Lendenwirbel in der Aufsicht mit Lendenbandscheibe in Beziehung zu Nervenwurzel und Nervenfasern
b) Bandscheibe in Ruhe bei aufrechter Körperhaltung (Wirbelsäulenabschnitt längs halbiert)

Lange, von oben nach unten an den Hinter- und Vorderkanten der Wirbelkörper verlaufende derbe Bänder (hinteres und vorderes Längsband) sorgen für eine zusätzliche Stabilisierung des Bewegungsausmaßes der belasteten Bandscheiben (Abb. 5b).

Natürlich handelt es sich dabei um ein weitaus komplizierteres Funktionssystem, als an dieser Stelle geschildert werden kann. Für das Verständnis krankhafter Vorgänge reicht die vorliegende Beschreibung zunächst jedoch aus.

Die Auswirkungen von Veränderungen der Bandscheiben auf das Nervensystem lassen sich erahnen, wenn man sich die räumliche Nähe der Bandscheiben zum Rückenmark und im Lendenwirbelsäulenbereich zu den im Wirbelkanal verlaufenden Nervenfasern und austretenden Nervenwurzeln klar macht (Abb. 4b und 5a).

Für die Schmerzübertragung bei Erkrankungen der Wirbelsäule und der Bandscheiben ist ein umfangreiches System feiner Nerven verantwortlich. Diese ziehen zu den Wirbelkörpern, versorgen die Wirbelgelenke, verzweigen sich in den Bändern und reichen an die Bandscheiben heran.

Die Funktionsweise (Biomechanik) der Wirbelsäule und der Bandscheibe

Immer mehr jüngere Menschen leiden unter Rückenbeschwerden.

Erkrankungen des Haltungs- und Bewegungsapparates begründen die häufigsten Krankschreibungen. Rund 60 Prozent aller Patienten in einer orthopädischen Praxis kommen wegen Wirbelsäulenbeschwerden. Besonders bedenklich ist die Tatsache, dass jeder dritte Patient, der wegen Rückenbeschwerden einen Arzt aufsucht, zwischen 30 und 55 Jahre alt ist und dass immer mehr jüngere Menschen betroffen sind.

Was aber ist die Ursache für diese Beschwerden? Der Grund ist in der fernen Vergangenheit des Menschen zu suchen: Vor über fünf Millionen Jahren gingen unsere Urahnen dazu über, zwei statt vier Beine zum Gehen zu benutzen. Das musste zwangsläufig zu einer Änderung der Belastung der Wirbelsäule und damit zu geänderten biomechanischen Verhältnissen führen.

Die Kraftverteilung beim Vierfüßler erfolgt parallel zur Bandscheibenlängsachse. Wird der Bau der Wirbelsäule ins Technische übertragen, lässt sich die Kraftverteilung vereinfacht wie eine Brückenkonstruktion darstellen (Abb. 6). Die Brückenpfeiler sind die Vorder- und Hinterbeine, die Wirbelsäule wird nur durch ihr Eigengewicht, den Brustkorb und die Weichteile belastet.

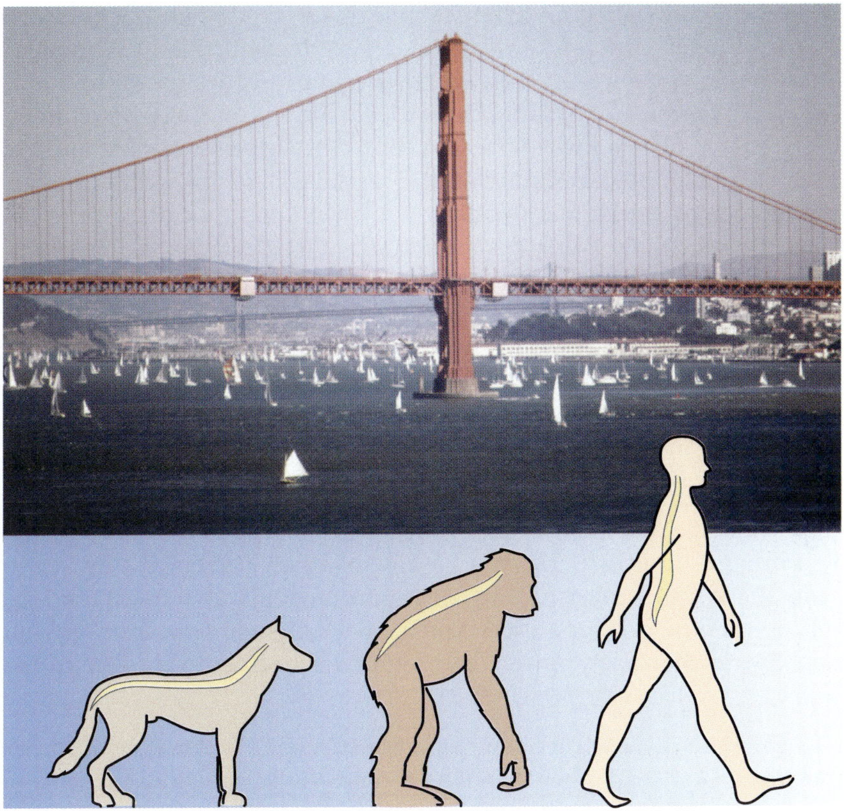

Abb. 6: Beim Vierbeiner verteilt sich die Last des Rumpfes entlang der Wirbelsäule, vergleichbar einer Brücke, die an vielen Tauen aufgehängt ist. Mit dem aufrechten Gang ändert sich die Lastverteilung von der Waagrechten in die Senkrechte: Das Gewicht des Rumpfes lastet vollständig auf dem unteren Ende der Wirbelsäule

Gleichgewicht ist keine Selbstverständlichkeit

Belastung der Wirbelsäule

Anders verhält es sich beim Stehen auf zwei Beinen. Hier stützt sich die Wirbelsäule auf dem Becken und der unteren Körperhälfte ab. Die Kräfte wirken senkrecht zum Bandscheibenzwischenraum, und die Wirbelsäule hat jetzt nicht nur ihr Eigengewicht, den Brustkorb und die Weichteile zu tragen, sondern es kommen die Halswirbelsäule, der Kopf und die Arme hinzu. Dadurch lasten auf der Wirbelsäule über 30 Prozent mehr Gewicht.

Die Wirbelsäule besteht aus vielen beweglichen Abschnitten.

Die Wirbelsäule ist kein starres Gebilde, sondern ähnlich wie eine Kette aus mobilen Abschnitten (Segmenten) aufgebaut. Ihr funktioneller Baustein ist der jeweilige Bewegungsabschnitt, in dessen Mittelpunkt die Bandscheibe liegt. Dadurch wird die Bedeutung einer gesunden Bandscheibe für die ungestörte Funktion der Wirbelsäule verständlich. Dem einzelnen Bewegungsabschnitt – dem Bewegungssegment – zugeordnet werden die Bandscheibe mit den oben und unten angrenzenden Wirbelkörpern, die Wirbelbogen und die Wirbelgelenke (Gelenkfacetten). Dazu gerechnet werden müssen die in unmittelbarer Umgebung befindlichen Weichteile (Muskeln), die Bandverbindungen, die Nerven und die Gefäße. Die Summe aller Bewegungssegmente bildet die Funktionseinheit der Wirbelsäule. Die Festigkeit (Stabilität) der Wirbelsäule wird – wie bereits erwähnt – über die Muskulatur und die Bandverbindungen gewährleistet.

Der Übergang vom Vierfüßlerstand in den Zweibeinstand machte es erforderlich, die Muskulatur durch intensive Bewegung und körperliche Belastung zu kräftigen. Die Wirbelsäule wäre im Stehen und im Sitzen ohne die Zuggurtungswirkung der Rumpfmuskulatur schwankend (labil). Selbst eine geringe äußere Krafteinwirkung würde ausreichen, um den Oberkörper nach hinten, zur Seite oder nach vorn kippen zu lassen.

Die gegensätzlich wirkenden (antagonistischen) Muskelkräfte durch gleichzeitiges Anspannen der Bauch- und Rückenmuskulatur verhindern Fehlbelastungen, da nur kontrollierte Minimalbewegungen der Wirbelsäule stattfinden können. Andererseits sind neben der Körpergewichtskraft die antagonistischen Rumpfmuskelkräfte für die längsachsige (axiale) Belastung der unteren Wirbelsegmente verantwortlich. Ein Anspannen der Muskelgruppen führt zu einer Druckerhöhung in der Bandscheibe.

Achtung

Gift für die Wirbelsäule

Bewegungsmangel, zu langes, zudem häufig nicht richtiges Sitzen im Auto, im Büro und vor dem Fernseher, Übergewicht und falsche Bewegungsmuster tragen folgerichtig dazu bei, dass es durch Fehlbelastung der Bandscheiben zum vorzeitigen Verschleiß der Wirbelsäule kommt.

Die Bandscheibe bei Druckbelastungen

Um den Alltagsbedürfnissen des Menschen gerecht zu werden, muss das einzelne Bewegungssegment und die Wirbelsäule als Ganzes eine hohe Anpassungsfähigkeit (Flexibilität) aufweisen. Die Bandscheiben und die Wirbelgelenke müssen diese Flexibilität gewährleisten, wobei die Bandscheibe hierbei ähnlich einem Wasserkissen wirkt: Sie fängt Erschütterungen der Wirbelsäule auf und bestimmt das Bewegungsausmaß in Verbindung mit dem Facettengelenk. Ohne das Puffer- und Platzhalter-System »Bandscheibe« könnten sich die Wirbelkörper nicht gegeneinander bewegen, trotz der kleinen Wirbelgelenke, die im Sinne von Scharniergelenken die Wirbelkörper führen. Bei jeder Bewegung der Wirbelsäule werden die Bandscheiben auf Zug, Druck und Drehung (Rotation) unterschiedlich stark beansprucht.

Die Bandscheibe fängt Erschütterungen der Wirbelsäule auf.

Die in aufrechter Körperhaltung des Menschen auf die gesunde Bandscheibe einwirkenden Ruhekräfte werden durch den Eigendruck des Gallertkerns in einem physiologischen Gleichgewicht gehalten (Abb. 7a). Eine über die normale Ruhespannung hinausgehende senkrechte Belastung der Wirbelsäule führt zu den schon erwähnten Flüssigkeitsverschiebungen und damit zu einer Änderung der Druckverhältnisse in der Bandscheibe. Steigt der Druck in der Bandscheibe (intradiskaler Druck) über einen bestimmten Wert an, so verliert die Bandscheibe an Flüssigkeit. Das führt neben einer längsovalen Verformung des Gallertkerns und des Faserrings zu einer Verkleinerung des Zwischenwirbelraumes (Abb. 7b).

Hoher Druck in der Bandscheibe: Flüssigkeitsverlust; niedriger Druck: Flüssigkeitsaufnahme.

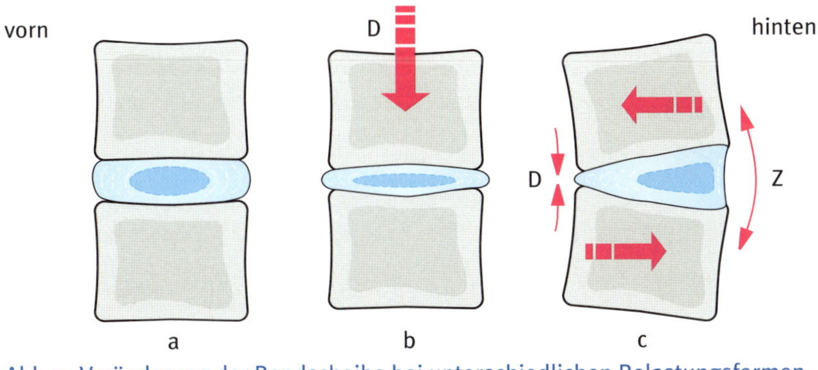

Abb. 7: Veränderung der Bandscheibe bei unterschiedlichen Belastungsformen
a) keine Belastung, b) gleichmäßige Belastung beim Stehen, c) einseitige Belastung z. B. beim Bücken (D = Druck-, Z = Zugbelastung)

Wird die Wirbelsäule nach vorn geneigt, verschiebt sich das Bandscheibengewebe. Dabei kommt es zu einer Anspannung der hinteren Fasern und damit Abflachung der Bandscheibenvorwölbung, wobei sich der obere Wirbelkörper gegen den unteren schiebt (Abb. 7c).

Sinkt der Druck unter einen bestimmten Wert, erfolgt ein Flüssigkeitseinstrom (Hydratation), die Bandscheibe nimmt Flüssigkeit auf, der Zwischenwirbelraum erhöht sich. Das ist im Liegen der Fall. Aus diesem Grund ist der Mensch nach dem Schlaf morgens länger als abends. Die absolute Minderung der Körperlänge während des Tages beträgt nach Messungen durchschnittlich 17,6 mm. Die Abnahme in den ersten drei Morgenstunden macht bereits 2/3 des Längenverlustes aus (siehe auch Abb. 14a und b).

> Eine Stunde Entlastung der Wirbelsäule in Rückenlage bewirkt eine Zunahme der Körperlänge von etwa 4,5 mm (Abb. 8).

Wird Zug auf die Wirbelsäule ausgeübt, so kommt es ebenfalls zu einer Flüssigkeitsvermehrung in der Bandscheibe. Nach Untersuchungen be-

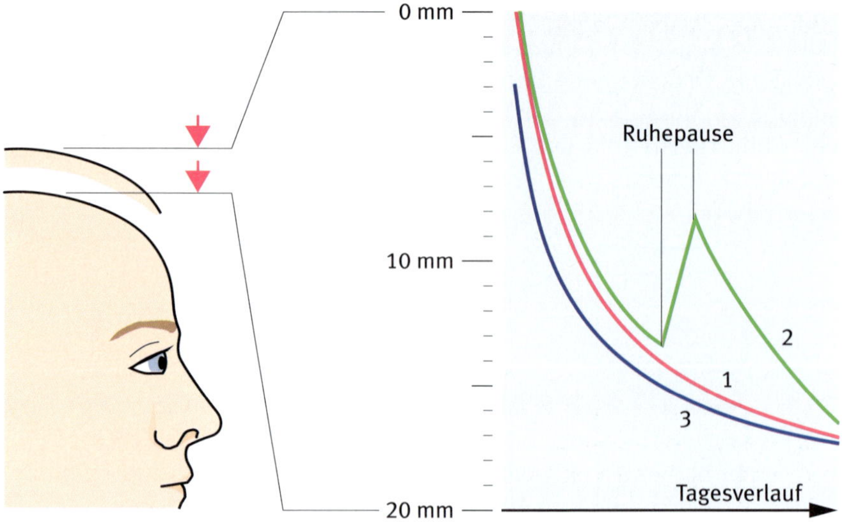

Abb. 8: Höhenverlust der Bandscheiben im Laufe des Tages
1) normale Belastung während des Tages; 2) nach einer Stunde in Rückenlage hat die Bandscheibe wieder deutlich an Höhe gewonnen; 3) in den Morgenstunden hatte es eine zusätzliche Belastung von 10 Kilogramm gegeben (nach Junghanns)

wirken zehn Minuten Zug eine Längenzunahme von etwa 4,8 mm in der Lendenwirbelsäule. Zur Normalisierung des Druckes gibt die Bandscheibe Flüssigkeit ab. Aus diesem Grund muss eine körperliche Ruhepause im Liegen eingelegt werden, so insbesondere nach Streckbehandlungen der Wirbelsäule.

Drehbewegungen belasten die Wirbelsäule am meisten.

Zug- und Druckbelastungen sind für die Wirbelsäule allerdings weniger kritisch als Drehbelastungen (Rotation). Größere, vor allem plötzliche Drehbewegungen und Scherkräfte führen bei anhaltender Überlastung zu Gewebeeinrissen. Die häufigsten Bandscheibenschäden und Wirbelsäulenveränderungen betreffen die untere Lendenwirbelsäule, weil im lumbosakralen Übergangsbereich die höchste Gewichtsbelastung und größte Rotationsbeanspruchung auf die Bandscheibe wirken. Von Bedeutung ist zudem, dass in diesem Bewegungssegment die Drehachse nicht in der Mitte, sondern außerhalb des Wirbelkörpers liegt.

Körperhaltung und Bandscheibenbelastung

Falsche Muskelbeanspruchung führt zu Muskelverspannungen. Untersuchungen haben ergeben, dass die dadurch erzeugten unterschiedlichen Druckbelastungen auf die Bandscheiben in Abhängigkeit von der Wirbelsäulenstellung sehr unterschiedlich sind, eine Erkenntnis, die therapeutische Konsequenzen hat.

Höhere Muskelspannung beugt Überlastungen der Wirbelsäule vor.

Allein der Muskel- und Bändertonus übt bei entspannter Rückenlage schon einen Druck (ca. 20 Prozent) auf die Bandscheiben der Lendenwirbelsäule aus. Dieser nimmt in Seitenlage zu und ist in Bauchlage beim schlanken Menschen annähernd der der Rücklage. Beim Lagewechsel – die Schlafposition wird ca. 15- bis 20-mal je nach Unterlage in der Nacht verändert – entstehen Druckspitzen bis über 160 Prozent als Folge der Wirbelsäulenverdrehungen. Je höher die Muskelspannung ist, umso besser wird die Wirbelsäule fixiert und durch deren Stabilisierung Überlastungen vorgebeugt. Ein durch Muskelkraft erzeugter Bandscheibendruck spiegelt die Stabilität des Bewegungssegmentes wider. Umgekehrt bedeutet ein hoher Bandscheibendruck nicht zwangsläufig eine Schädigung.

Druckmessungen von Wilke an Bandscheiben im Lendenwirbelsäulen-Bereich – immer bezogen auf den Wert gleich 100 Prozent im Stehen –

zeigen, dass sich beim entspannten, nach hinten gelehnten Sitzen ein relativer Wert von 55 Prozent ergibt, der bei nach vorn geneigtem und sich dabei auf die Ellenbogen abstützendem Sitzen auf 85 Prozent ansteigt. Entspanntes Sitzen ohne Lehne (leicht gekrümmt) erhöht den Wert auf 90 Prozent, aufrechtes Sitzen (Rückenschule) erzeugt eine höhere intradiskale Druckbelastung (110 Prozent). Deutlich steigt der Druck (165 Prozent) beim Sitzen mit maximaler Vorneigung und Krümmung der Wirbelsäule (»Katzenbuckel«). Beim Treppabgehen treten Druckspitzen bis zu 120 Prozent, beim Treppensteigen bis zu 140 Prozent auf. Der erhöhte Druck erklärt sich durch die verstärkte Anspannung der Muskulatur mit nach vorn geneigtem Oberkörper. Auch beim Joggen treten deutliche Druckspitzen (170 Prozent) auf. Ungedämpftes Schuhwerk verschlechtert die Belastungssituation. Erwähnenswert ist, dass nach siebenstündigem Schlaf der Bandscheibeninnendruck auf ca. 240 Prozent zugenommen hat.

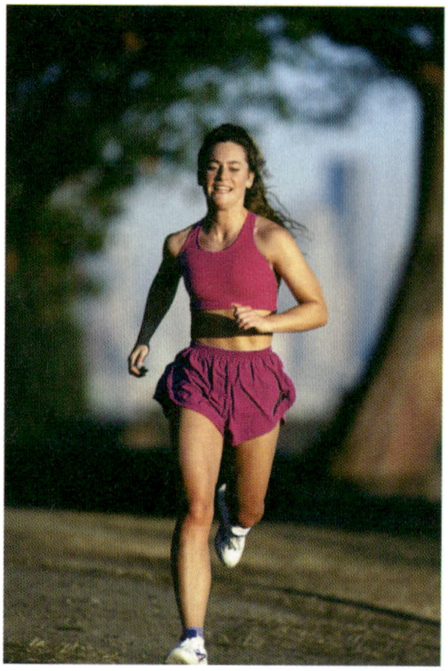

Die Ergebnisse sind trotz der geringen Anzahl Untersuchter bedeutsam. Allerdings beziehen sich die Untersuchungen nur auf den Innendruck der Bandscheibe, berücksichtigen jedoch nicht die auf das Bewegungssegment einwirkenden Kräfte als Ganzes.

Es wird also deutlich, dass in Abhängigkeit von der Körperhaltung (z. B. Sitzen) und Körperstellung (z. B. Liegen) im Bereich der Lendenwirbelsäule auf die Bandscheiben einwirkende unterschiedliche Druckverhältnisse entstehen. Aufgrund dieser Erkenntnis muss auf die richtige Sitzhaltung geachtet werden. Bei der Behandlung bandscheibenbedingter Schmerzzustände wird wegen der geringeren Druckbelastung (< 20 Prozent) die Rückenlage und Stufenbettlagerung empfohlen (Abb. 9).

Noch nicht befriedigend gelöste Probleme der Biomechanik, ebenso individuelle biomechanische Besonderheiten der Wirbelsäule, hier besonders der Lendenwirbelsäule, dürften als Schmerzursache eine Rolle spielen. So erklärt sich, dass unterschiedliche Grundauffassungen des Vorgehens (Strategien) unterschiedliche Abläufe bei der Behandlung (Konzepte) begründen.

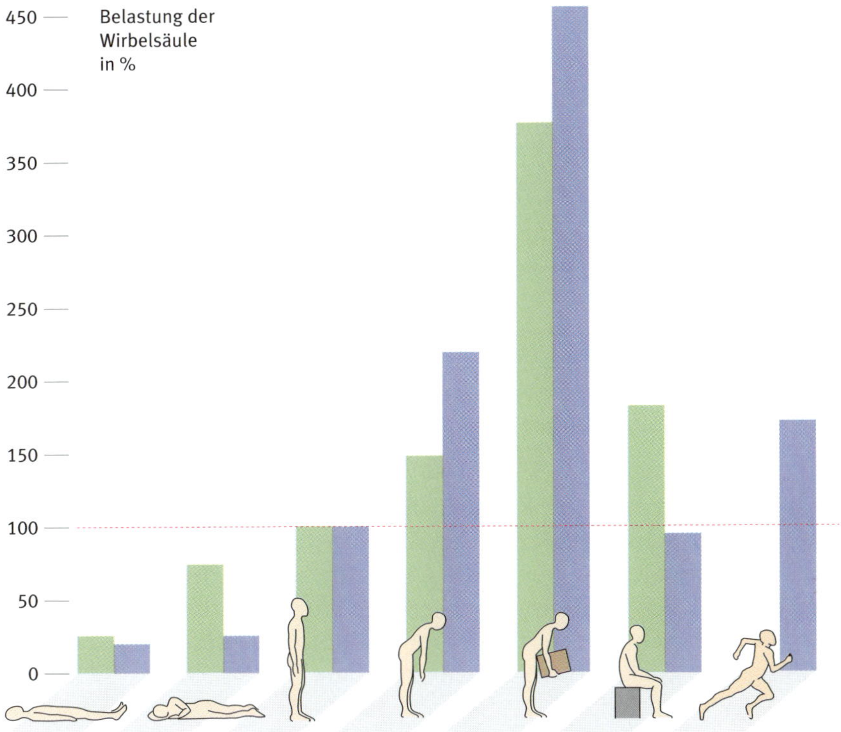

Druckbelastung von Bandscheiben im Bereich der Lendenwirbelsäule bei verschiedenen Körperhaltungen.

Abb. 9: Relativer Bandscheibeninnendruck in Prozent (ausgehend von 100 Prozent im Stehen) bei verschiedenen Körperhaltungen; die Säulen zeigen die Messungen verschiedener Forschergruppen (grün: Nachemson 1976; blau: Wilke 1997; 1998)

Wird die Verbindung von Wirbelkörper und Bandscheibe als biomechanisches Modell gesehen, kann die Kraftbelastung im Einzelnen annähernd ermittelt werden. So lässt sich das Bewegungssegment sehr vereinfacht als Schere darstellen (Abb. 10). Heute werden die Berechnungen mittels finiten Elementen mit dem Computer vorgenommen.

Der Abstand zwischen dem Drehpunkt in der Wirbelsäule und der Rückenmuskulatur ist begrenzt (Schere: Gelenk – Griff). Nach vorn besteht die Möglichkeit der Ausdehnung. So führt eine Gewichtszunahme zu einer Schwerpunktverlagerung bauchwärts (Abb. 11, S. 33). Anhand dieser Darstellung wird der Einfluss des Übergewichts auf die Wirbelsäule erkennbar und deutlich.

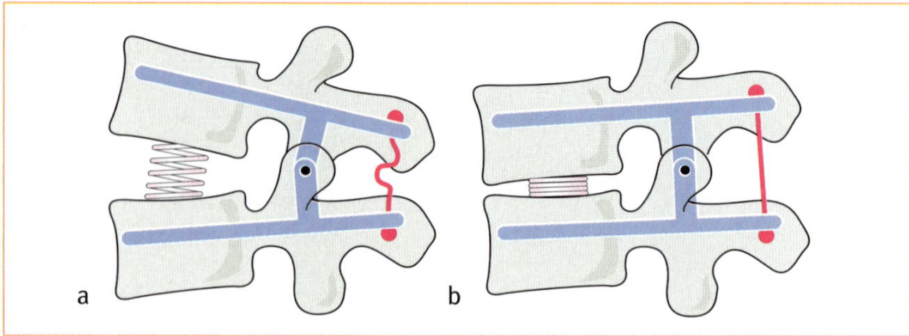

Abb. 10: Biomechanisches Modell der Lendenwirbelsäule beim Zurückneigen (a) und beim Vorbeugen (b). Man kann sich Druck und Zug dabei wie das Öffnen und Schließen einer Gartenschere vorstellen – angedeutet durch die Zange in den beiden Wirbelkörpern (nach Kapandji)

Dadurch lassen sich die Klagen von Frauen über Rückenschmerzen während der Schwangerschaft erklären. Die ohnehin oft untrainierte Rückenmuskulatur ist überfordert, da der hintere Hebelarm gleichbleibend ist, der vordere jedoch größer wird. Mit dieser Erkenntnis lässt sich bei Schmerzen die Notwendigkeit eines besonderen Kräftetrainings der Rückenmuskulatur begründen.

Eine gekräftigte Muskulatur entlastet die Bandscheiben

Neben der Rückenmuskulatur muss auch die Bauchmuskulatur gekräftigt werden. Das Anspannen der Bauchmuskulatur führt zu einer Verminderung des Drucks auf die Bandscheibe. Der luft- und flüssigkeitsgefüllte »Ballon« des Bauches wirkt wie eine Feder, die das Zwerchfell zum Becken hin abstützt. Durch die so zusammengepressten Eingeweide kann die Bandscheibe im Übergang von Lendenwirbelsäule zum Kreuzbein bis zu 30 Prozent des auf ihr wirkenden Drucks entlastet werden. Häufig verordnete Leibmieder erhöhen dadurch, dass sie den Körper umfassen, ebenfalls den Druck im Bauchraum und führen damit zu einer Entlastung der Wirbelsäule. Bei jeder Verordnung orthopädischer Hilfsmittel (Korsett, Orthese) mit dem Ziel, eine Ruhigstellung (Stabilisierung) der Lendenwirbelsäule zu erreichen, ist zu bedenken, dass die Muskulatur dadurch geringer beansprucht wird und somit eine Schwächung erfährt.

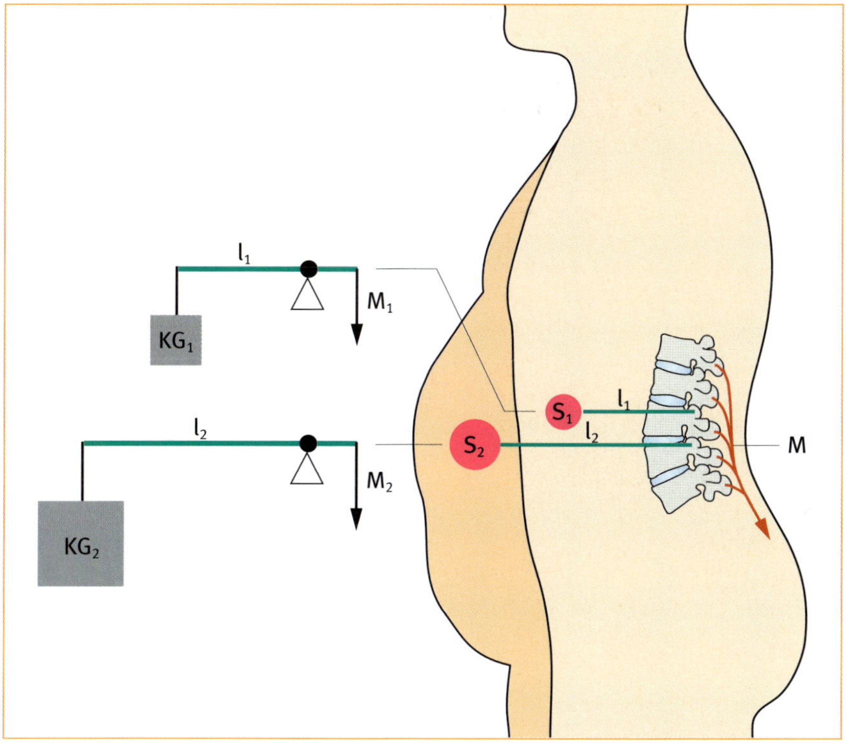

Abb. 11: Bei Übergewicht verlagert sich der Schwerpunkt des Körpers von S1 nach S2; der Ansatz der Muskelkraft (M) bleibt jedoch gleich. Sie stellt die Gegenkraft zu der Körpergewichtskraft KG im Schwerpunkt dar. Je länger der Hebelarm l ist, desto mehr Muskelkraft M ist zum Ausgleich der Körpergewichtskraft KG erforderlich (wie bei einer Wippe)

Solange daher noch ein sinnvoller Muskelaufbau erzielt und erhalten werden kann – und dies ist bis in das hohe Alter möglich – sollte man versuchen, dieses Ziel durch Training zu erreichen; auf das Bauch- und Rumpftraining wird daher im Übungsteil eingegangen (siehe S. 130 ff.).

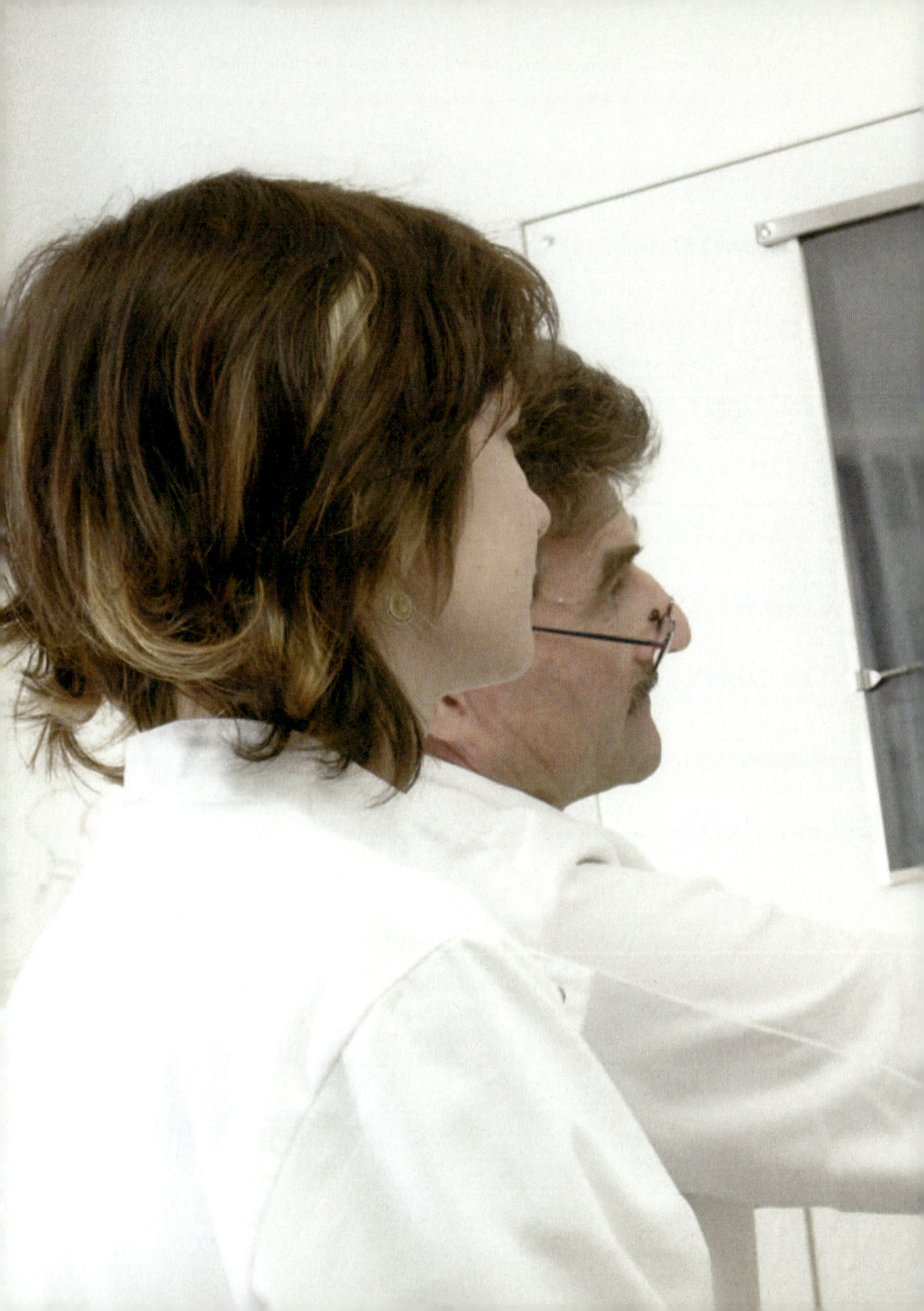

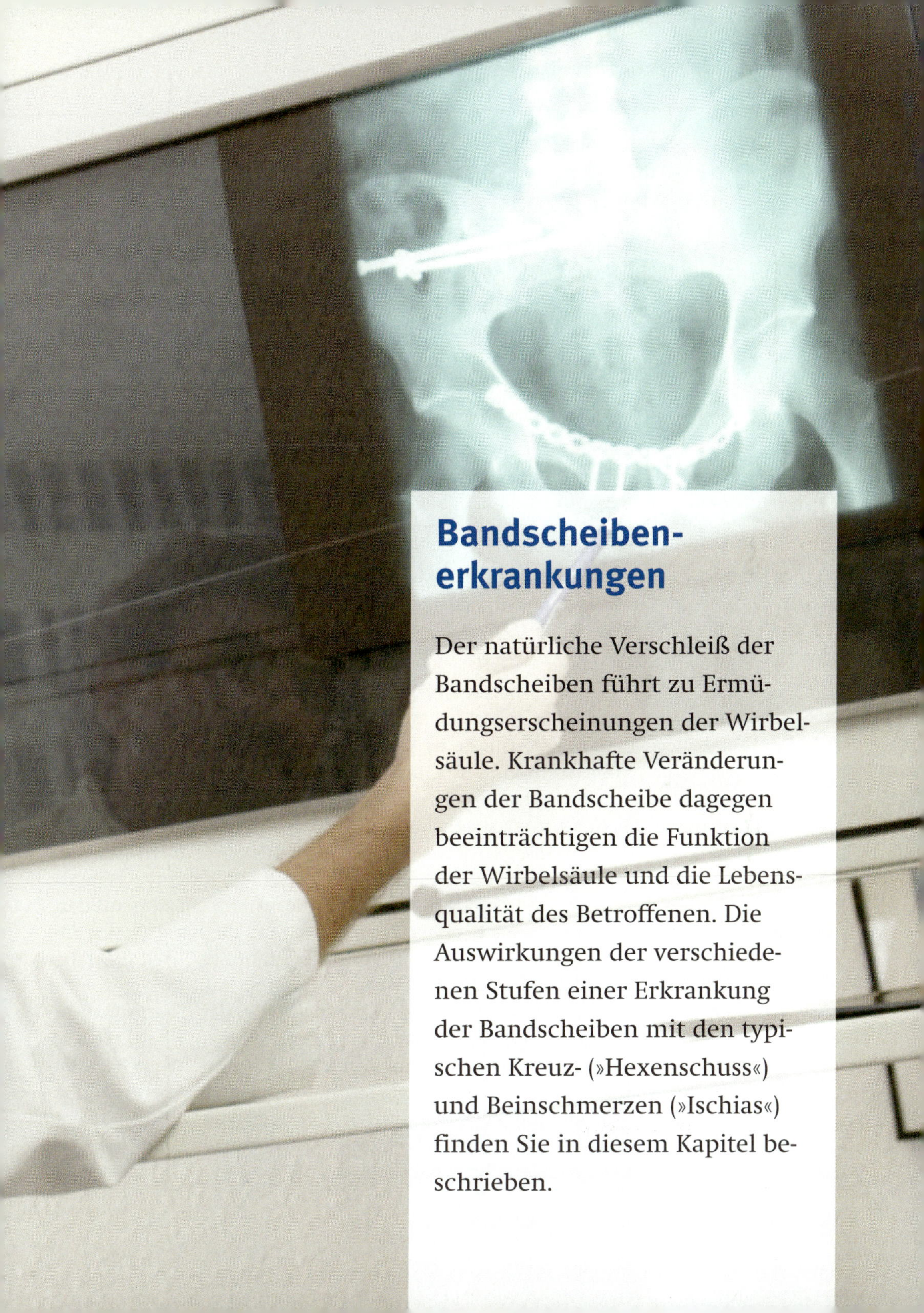

Bandscheibenerkrankungen

Der natürliche Verschleiß der Bandscheiben führt zu Ermüdungserscheinungen der Wirbelsäule. Krankhafte Veränderungen der Bandscheibe dagegen beeinträchtigen die Funktion der Wirbelsäule und die Lebensqualität des Betroffenen. Die Auswirkungen der verschiedenen Stufen einer Erkrankung der Bandscheiben mit den typischen Kreuz- (»Hexenschuss«) und Beinschmerzen (»Ischias«) finden Sie in diesem Kapitel beschrieben.

Bandscheibenveränderungen ohne oder nur mit zeitweiligen Beschwerden

Es ist nunmehr verständlich geworden, warum die Leistungsfähigkeit der Wirbelsäule von der Funktionstüchtigkeit der einzelnen Bewegungsabschnitte, den Bewegungssegmenten, abhängt. Obwohl die Bandscheibe ein hoch elastisches, anpassungsfähiges biochemisches und biomechanisches Gefüge ist, führen die ständigen Zug-Druck-Rotation-Wechselbelastungen auf den Faserring zu Ermüdungserscheinungen und verursachen kleinste Risse im Bandscheibengewebe.

Bandscheibenverschleiß (Degeneration)

Begünstigt wird dieser Vorgang dadurch, dass normalerweise die Umwandlungsprozesse der Bandscheiben schon vor dem 20. Lebensjahr einsetzen. Dabei handelt es sich um Rückbildungsvorgänge, bei denen das Bandscheibengewebe – und vor allem der Gallertkern – zunehmend Flüssigkeit verliert. Diese Vorgänge sind nicht krankhaft und kommen bei allen Menschen vor.

Degeneration der Bandscheibe bedeutet Riss- und Spaltbildungen, Schrumpfung und Abnahme ihrer Elastizität.

Unter besonderen inneren und äußeren Bedingungen kommt es zu Riss- und Spaltbildungen, die Bandscheibe schrumpft, vergleichbar eingetrocknetem Lehm. Dieser in seinen Einzelheiten sehr schwer verständliche physikalische und chemische Alterungsprozess führt zu einem Verlust der normalen (physiologischen) Eigenschaften der Bandscheibe: Sie wird unelastisch und kann ihre Funktion als Puffer der Wirbelsäulenbewegungen immer weniger erfüllen. Verteilen sich bei normaler, regelrechter Bandscheibenfunktion in den jüngeren Lebensjahren die Druck- und Zugkräfte des Gallertkerns gleichmäßig auf den Faserring, so wird dieses Kräftespiel gestört, wenn die Bandscheibe ihre Elastizität mit zunehmendem Lebensalter einbüßt. Durch die fortschreitende Gewebeveränderung kann es zu einer vollständigen Einbuße der Kräfte auffangenden und Kräfte verteilenden Eigenschaften der Bandscheibe kommen. Die Bandscheibe entartet und degeneriert. Diesen Zustand kann man mit einem platten Autoreifen vergleichen. Neben »schicksalsmäßigen« Gewebeveränderungen der Bandscheibe durch Verschleiß und Zermürbung können auch von außen auf die Zwischenwirbelscheibe einwirkende Fehlbelastungen die Funktionstüchtigkeit beeinträchtigen, so z. B. bei Störungen der Festigkeit in den Wirbelbögen (Spaltbildung [Spondylolyse]; Wirbelgleiten [Spondylolisthesis]).

Auf Röntgenbildern erkennt man die beginnende Bandscheibendegeneration infolge Gewebealterung und Verlust des Wasserbindungsvermögens an einer Verminderung des Zwischenwirbelraumes. Bei weiter fortschreitenden Veränderungen findet sich darüber hinaus an den Wirbelkörperrändern eine knöcherne Verdichtung (Osteochondrose). Daneben können sich stärker ausgeprägte Randwulstbildungen an den Wirbelkörpern (Osteophyten) und an den Wirbelkörpervorderkanten ausbilden, etwa an der Stelle, wo sich das vordere Längsband vom Wirbelkörper abhebt und den Zwischenwirbelraum überspannt (Spondylo-

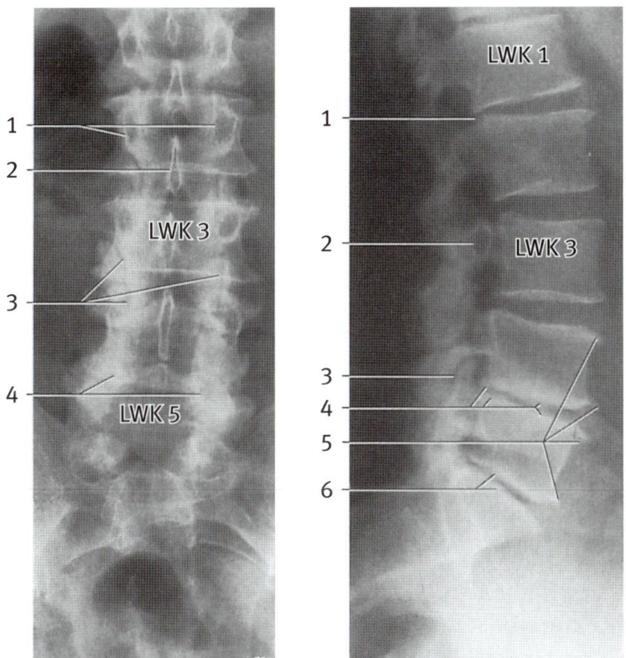

Abb. 12: Röntgen-Übersichtsaufnahmen einer degenerativ veränderten Lendenwirbelsäule (a) in der Aufsicht und (b) von der Seite: Osteochondrose, Spondylarthrose und Spondylosis deformans

a) 1 – Wirbelbogenfüße LWK 2; 2 – Dornfortsatz LWK 2; 3 – deutliche Spondylarthrose LWK 3/4 beidseits (rechts betont); 4 – Spondylarthrose LWK 4/5
b) 1 – Rückwärtsverschiebung (Retrolisthesis) des LWK 1; 2 – schräg getroffener Bogenfuß LWK 3; 3 – Spondylarthrose LWK 4/5; 4 – Osteochondrose mit Verschmälerung des Zwischenwirbelraumes LWK 4/5; 5 – Spondylosis deformans LWK 4 und LWK 5; 6 – schwere Osteochondrose lumbosakral

sis deformans). Knochen bildende Reaktionen an den Rändern der kleinen Wirbelgelenke (Spondylarthrose) lassen sich mit den Geräten der neuen Generation computertomographisch am besten oder mit der »Kernspintomographie« (Magnet-Resonanz-Tomographie [MRT]) gut nachweisen (s. auch Abb. 5b, S. 23 und Abb.18, S. 52).

Die röntgenologischen, computertomographischen oder in der MRT nachweisbaren Zeichen eines Bandscheibenverschleißes (Degeneration) haben für sich genommen zunächst keinen Krankheitswert. Den erhalten die mithilfe bildgebender Verfahren sichtbar gemachten Bandscheibenveränderungen erst dann, wenn sich Beschwerden einstellen, die der ärztlichen Behandlung bedürfen.

Bandscheibenverlagerung

Die beschriebenen Riss- und Spaltbildungen in der Bandscheibe sind Voraussetzung dafür, dass sich der Gallertkern und Faserringanteile verlagern können (Abb. 13a). Es kann dann entweder zu einer Bandscheibenvorwölbung (Protrusion) oder zu einem Bandscheibenvorfall (Prolaps) kommen.

> Bandscheibenvorfälle sind selten Vorfälle des Gallertkerns alleine; meist handelt es sich um zerrissene degenerative Teile des Faserrings mit oder ohne Teile des Kerns (Nucleus pulposus).

Ist der äußere Faserring noch im Zusammenhang erhalten und wird er durch das gelockerte und in ihn eingedrungene Gewebe des Gallertkerns vorgetrieben, so spricht man von einer Vorwölbung der Bandscheibe (Abb. 13b).

Der funktionstüchtige Gallertkern und der erhaltene Faserring verleihen der Bandscheibe ihre Eigenschaft, wie ein Wasserkissen zu wirken; ist aber der Faserring zerstört und lassen Gallertkern und Faserring keine eigentliche Unterscheidung mehr erkennen, sondern besteht die Bandscheibe aus mehr oder minder weichem degeneriertem Knorpel, hat sie keine Innenspannung mehr. Die Bandscheibe »walkt« dann wie ein halb aufgepumpter Reifen und wölbt sich vor. Mithilfe bildgebender Verfahren lassen sich diese Vorwölbungen nachweisen (MRT; sp[inale] CT).

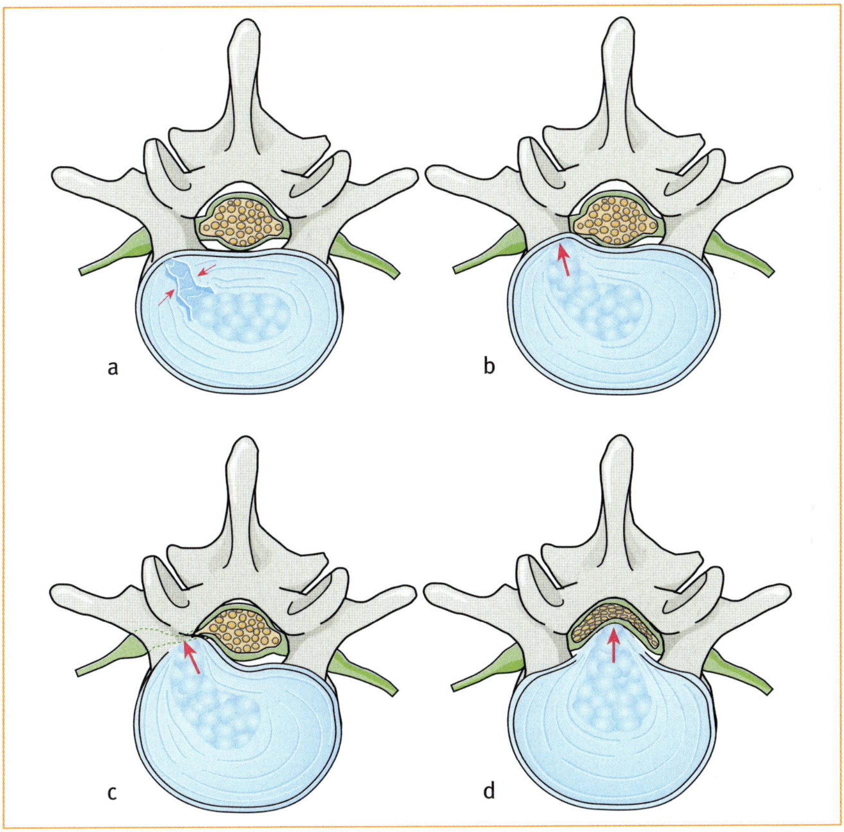

Abb. 13: a) Riss- und Spaltbildung der Bandscheibe als Voraussetzung für eine Bandscheibenverlagerung; b) einseitige (laterale) Bandscheibenvorwölbung links mit Druck auf die Nervenwurzel (rückbildungsfähig); c) einseitiger (lateraler) Bandscheibenvorfall links; d) Bandscheibenvorfall nach hinten zur Mitte (medialer Bandscheibenvorfall)

Ist auch der äußere Faserring eingerissen, so kommt es zu einem Bandscheibenvorfall. Die Austrittsrichtung ist entweder nach hinten seitlich (Abb. 13c), nach hinten zur Mitte (Abb. 13d), in das Zwischenwirbelloch und außerhalb des Zwischenwirbelloches (Foramen intervertebrale). Die Unterscheidung spielt bei Wahl der Operationsmethode eine Rolle. So wie ein Autoreifen mit zu wenig Luftdruck unter Belastung plötzlich in Stücke zerreißen kann, so ist dies auch bei einer degenerierten Bandscheibe: Sie kann in Teilen abgestoßen werden. Man spricht dann

Bandscheibensequester sind abgestoßene Teile der degenerierten Bandscheibe.

von einem sequestrierten Bandscheibenvorfall. Bandscheibensequester können entweder unter dem hinteren Längsband liegen und dieses in den Wirbelkanal vortreiben, das hintere Längsband an verschiedenen Stellen durchbrechen oder sie werden frei im und außerhalb des Wirbelkanals angetroffen.

Wenn der Schmerz von allein wieder verschwindet

Gewebliche Umbauvorgänge ermöglichen in Ausnahmefällen eine Festigung (Fibrosierung) krankhaft veränderter Bandscheiben. Dann können sich nicht nur Rückenbeschwerden, sondern auch Beinschmerzen bessern oder verschwinden. Die Rückbildungstendenz von Schmerzzuständen ist abhängig von der Schwere der Riss- und Spaltbildungen, von dem Ausmaß der Vortreibung bzw. der Größe und Richtung der Absprengung von Bandscheibengewebsanteilen. Eine »echte« Selbstausheilung ist allerdings ein sehr seltenes Ereignis.

Eine Vorwölbung der Bandscheibe wird nur in Ausnahmefällen operiert.

Mithilfe moderner bildgebender Verfahren kann relativ zuverlässig zwischen Vorwölbung der Bandscheibe und Bandscheibenvorfall unterschieden werden. Im Hinblick auf die Behandlungsstrategie sollte jedoch versucht werden, eine Differenzierung zu erreichen; denn eine Bandscheibenvorwölbung kann sich auch spontan zurückbilden. Daher wird eine Vorwölbung der Bandscheibe nur in besonders gelagerten Ausnahmefällen operiert, z. B. die harte, unbewegliche (fixierte) jugendliche Bandscheibenvorwölbung mit therapieresistenten Schmerzen. Es gibt aber auch Berichte von »echten« radiologisch gesicherten Bandscheibenvorfällen, bei denen eine spontane Schmerzbesserung eintrat, zum Beispiel bei Patienten, die längere Zeit auf den Operationstermin warten mussten. Da ein schmerzfreier Patient ohne oder mit nur unwesentlichen neurologischen Störungen nicht operiert werden soll, steht der Arzt nun vor dem Problem, einem Patienten erklären zu müssen, dass die Operation abgesagt werden muss, obwohl die bildgebenden Verfahren (CT; MRT) »eindeutig« einen Bandscheibenvorfall zeigen, den man noch vor kurzer Zeit für operationsnotwendig gehalten hat.

Das Problem dieser scheinbaren »Selbstausheilung« stellt sich deshalb, weil das subjektive Empfinden des Patienten nicht immer mit den objektiv vorhandenen und dargestellten Befunden übereinstimmt. Es kommt sehr darauf an, ob und wie die reizbar empfindliche (irritable)

Nervenwurzel in Beziehung zum verlagerten Bandscheibengewebe getreten ist und auch, in welchem Grade der Wirbelkanal eingeengt wird. Die bildgebenden Verfahren machen Veränderungen sichtbar, das Befinden des Patienten aber ist Ausdruck der wirklichen klinisch bedeutsamen (relevanten) Kompression nervaler Strukturen durch verlagertes oder ausgestoßenes Bandscheibengewebe. Fühlt sich der Patient »subjektiv« schmerzfrei und bestehen keine schwer wiegenden, funktionell störenden Lähmungen, kann trotz des radiologisch »objektiv« nachgewiesenen Bandscheibenvorfalls davon ausgegangen werden, dass eben keine schmerzunterhaltene, bandscheibenbedingte Kompression der Nervenwurzel mehr vorliegt. Der Grund kann darin liegen, dass das vorverlagerte Bandscheibengewebe spontan oder mittels physiotherapeutischer Anwendungen schrumpft oder sich zurückverlagert hat; entweder durch Flüssigkeitsverlust (Dehydratation) oder durch enzymatische Auflösung. In diesen Fällen verbietet sich eine Operationsempfehlung.

Vom Druck der Bandscheibe auf die Nervenwurzel und der Einengung des Wirbelkanals hängt eine Operation ab.

Einer scheinbaren »Selbstausheilung« zuzurechnen ist auch die Beobachtung, dass sich frei im Wirbelkanal befindliche Bandscheibenteile (Sequester) verlagern können und dann keinen Druck mehr auf die Nervenwurzeln ausüben. Ist Beschwerdefreiheit oder Besserung die Folge, sollte die Indikation zur Operation überprüft werden.

> In Fällen plötzlich einsetzender Schmerzfreiheit muss der Arzt kontrollieren, ob sich im Zusammenhang mit dem nachlassenden Schmerz eine Lähmung entwickelt hat, welche dann doch zur Operation zwingen kann (siehe S. 47 u. S. 48).

Kreuz- und Beinschmerzen bei krankhaften Bandscheibenveränderungen

Der funktionelle Wandlungsprozess im Bandscheibengewebe alleine oder in Verbindung mit knöchernen Anlagerungen, die auch die Weite des Wirbelkanals einengen, hat Auswirkungen auf das Bewegungssegment: auf die Stellung der Wirbelgelenke, auf die Höhe des Zwischenwirbellochs und damit auf die Weite der Nervenwurzelaustrittsöffnung.

Wenn Muskeln die Bandscheibenlockerung nicht mehr ausgleichen können, kommt es zu Ermüdungsschmerzen.

Die Riss- und Spaltbildungen der Bandscheibe führen also zu einer Leistungsstörung im Bewegungssegment. Die geweblichen Veränderungen verursachen die Bandscheibenlockerung, die zunächst durch die Rumpfmuskulatur ausgeglichen oder kompensiert wird. Erst wenn die muskulären Leistungsreserven erschöpft sind, kommt es zur Funktionsstörung der Muskulatur. Man spricht dann von Muskelinsuffizienz. Dumpfe, nicht lokalisierbare Ermüdungsschmerzen sind die Folge. Die Beschwerden klingen gewöhnlich in Ruhe ab. Das kann der Beginn einer Erkrankung eines oder mehrerer lumbaler Bewegungssegmente sein. Der Betreffende muss lernen, »wirbelsäulenbewusst« zu leben.

Eine Leistungsstörung im Bewegungsabschnitt kann ebenfalls durch eine Spannungsänderung und eine Volumenschwankung der Bandscheibe hervorgerufen werden. Örtliche oder fortgeleitete Schmerzen sind die Folge. Der Zwischenwirbelabschnitt steht bei normaler Belastung in Mittelstellung (siehe S. 43, Abb. 14a).

Ein gestörtes Belastungsgleichgewicht kann zu Beinschmerzen führen.

Eine anhaltend starke Wirbelsäulenbelastung hat eine vermehrte Flüssigkeitsabgabe zur Folge. Dadurch wird das Belastungsgleichgewicht des Bewegungssegments gestört (siehe S. 43, Abb. 14b). Durch die krankhafte Volumenverminderung der Bandscheibe kommt es zu einer Verschmälerung des Spaltes der kleinen Wirbelgelenke und über eine Stauung der Blutgefäße zu einem Druck auf die Nervenwurzel durch Raumbeengung im Zwischenwirbelloch. Neben örtlichen Schmerzen kann es in diesem Stadium zu fortgeleiteten Beinschmerzen kommen. Eine gleichzeitige Bandscheibenvorwölbung verstärkt das Schmerzbild.

Umgekehrt kann es auch bei längerer Entlastung der Wirbelsäule durch übermäßige Flüssigkeitsaufnahme zu Störungen der physiologischen Bandscheibenfunktion kommen. Eine krankhafte Flüssigkeitsaufnahme der Bandscheibe führt dann zu einem Klaffen des Gelenkspaltes und zu einer Dehnung der Gelenkkapsel (Abb. 14c). Hierdurch lässt sich die vielfach von den Patienten erwähnte morgendliche schmerzhafte Unbeweglichkeit erklären.

Anlaufschwierigkeiten

Die nach längerer Ruhelage entlastete und aufgetriebene Bandscheibe gerät wieder unter den Muskelzug und wölbt sich vor. Die so verursachten Beschwerden bessern sich oder verschwinden nach körperlicher Bewegung innerhalb weniger Stunden.

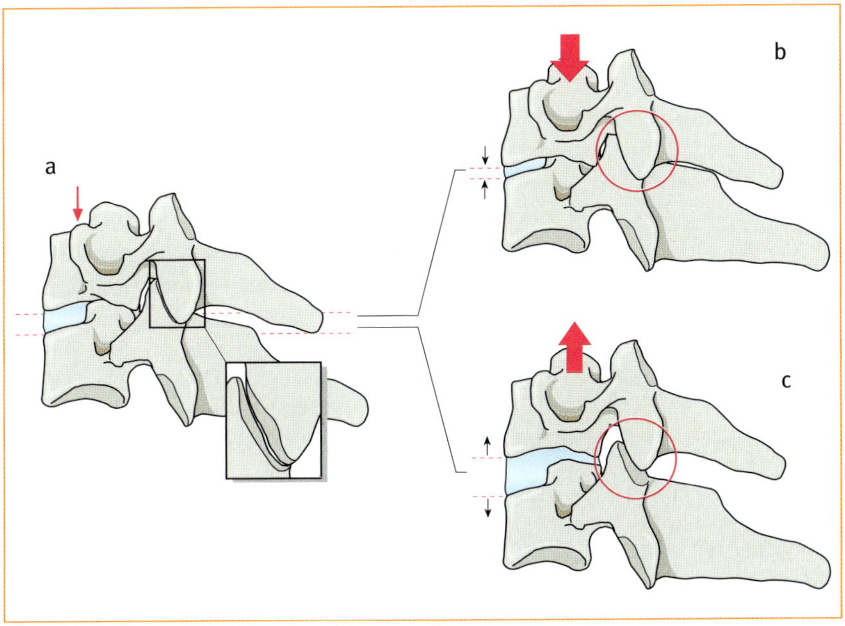

Abb. 14: a) Zwischenwirbelabschnitt mit kleinem Wirbelgelenk (Facettengelenk) in Mittelstellung bei *normaler Belastung* und b) bei anhaltend *starker Belastung* der Bandscheibe. Hier Verschmälerung des Zwischenwirbelraumes und des Gelenkspaltes; c) Zwischenwirbelabschnitt mit kleinem Wirbelgelenk bei anhaltend *starker Entlastung*. Hier Erweiterung des Zwischenwirbelraumes und des Gelenkspaltes (nach Krämer) mit Zug auf die Gelenkkapsel

Anlauf- und Ruheschmerzen entstehen nach diesem Denkmodell demnach dadurch, dass nach oder während einer durch Ruhe bedingten Dehnungsphase die Gelenke in ihre alte Mittelstellung zurückgekehrt sind und hierdurch Kapselschmerzen entstehen, da die Gelenkkapsel auf die (chronische) Fehlstellung hin bereits mit einem anatomischen Umbau reagiert hat.

Stärkere und länger anhaltende, örtlich genauer bestimmbare Schmerzen zeigen an, dass der degenerative Prozess fortgeschritten ist. Die funktionsgestörte Bandscheibe ermöglicht größere Gelenkausschläge und verursacht damit ein überbewegliches (hypermobiles) Bewegungssegment. Dadurch werden wiederum ins Schmerzhafte gehende Gelenkpositionen ermöglicht, die zu reflektorischen Muskelverspannungen führen. Objektiv findet man eine schmerzhafte Muskelverhärtung und infolgedessen eine schmerzhafte Beweglichkeitseinschränkung der Lendenwirbelsäule. Tritt nach kurzer Ruhezeit keine Besserung ein, so wird ärztliche Beratung notwendig. Die Schmerzzustände können sich über Jahre wiederholen.

Akute Lumbago (»Hexenschuss«)

- Plötzlich auftretende, blitzartig einschießende lokale Schmerzen im Lendenwirbelsäulenbereich werden volkstümlich als »Hexenschuss« (akute Lumbago) bezeichnet.
- Die gewöhnlich auch zur Brustwirbelsäule ausstrahlenden Schmerzen gehen mit einer Schmerzschonhaltung einher und sind von einem muskulären Hartspann der Rückenmuskulatur und einer erheblichen, schmerzbedingten Beweglichkeitseinschränkung begleitet.
- Neben der häufigsten Ursache, dem Bandscheibenschaden, muss u.a. an entzündliche und tumoröse Ursachen gedacht werden.

Eine Bandscheibenvorwölbung kann durch Druck des vorgetriebenen Faserrings auf die Nervenwurzeln zusätzlich zu Beinschmerzen führen (»Ischias«).

Eine Bandscheibenvorwölbung ist spontan oder nach konservativer Behandlung rückbildungsfähig. Aufgrund der möglichen Rückverlagerung der vorgetriebenen inneren Bandscheibenanteile können sich die durch Nervenwurzeldruck verursachten Beinschmerzen verlieren.

Besondere diagnostische Probleme bereiten in Abhängigkeit von der Körperhaltung auftretende, immer wiederkehrende (chronisch-rezidivierende) »Belastungskreuzschmerzen«, z. B. beim so genannten Facetten-Syndrom. Hierunter werden lokale und ausstrahlende Schmerzzustände zusammengefasst, die von den lumbalen Wirbelgelenken ausgehen. Typisch sind in Gesäß, Oberschenkel und Leisten (Hoden) ausstrahlende Schmerzen, die nicht wie beim Bandscheibenvorfall dem Versorgungsbereich einer Nervenwurzel entsprechen und daher als pseudoradikulär bezeichnet werden. Ihre Behandlung ist ebenfalls problematisch. Bei Versagen aller konservativen Behandlungsmaßnahmen werden verschiedene operative Verfahren empfohlen (siehe S. 9).

Bandscheibenvorfall im Bereich der Lendenwirbelsäule

Eine Sonderform der Bandscheibenerkrankung, nicht zuletzt im Hinblick auf die Behandlung, ist der Bandscheibenvorfall im Bereich der Lendenwirbelsäule, lumbaler Bandscheibenvorfall genannt. Die Krankheitsvorgeschichte unterscheidet sich in der Regel nur unwesentlich von der bei Patienten mit einer Bandscheibenvorwölbung.

Hinweise für einen lumbalen Bandscheibenvorfall

- Dauer der Krankheitsvorgeschichte (Anamnese),
- langjährige Rückenschmerzen,
- immer wiederkehrende schmerzfreie Intervalle,
- das Auftreten von ein- oder beidseitigen Beinschmerzen, die auf konservative (nichtoperative) Behandlung nicht ansprechen

Beweglichkeitseinschränkung der Lendenwirbelsäule in Verbindung mit oft

- unerträglichen örtlichen (lokalen) und überwiegend in die Beine ausstrahlenden Schmerzen mit
- genauer Angabe über den Verlauf der Schmerzstraße.

All diese Symptome machen die Diagnose wahrscheinlich.

Funktionsstörungen

Schmerzen und mögliche Ausfallserscheinungen sind abhängig von der Höhe des Gewebedurchbruchs, von seiner Lage und Richtung zum Wirbelkanal und zu den Nervenwurzeln (Abb. 15). Ausfallserscheinungen (neurologische Funktionsstörungen) lassen sich durch ärztliche Untersuchung nachweisen. Überwiegend findet sich dabei eine Herabsetzung der Gefühlsempfindung bei Berührung. Eine Muskelschwäche oder ein Ausfall der Bein- und Fußmuskulatur wird von dem Patienten in der Regel selbst erkannt (Stolpern, Hängenbleiben mit dem Fuß, Einknicken im Knie beim Treppensteigen, Absinken in der Hüfte). Die Schwere des Schmerzbildes ist kein Gradmesser für die Größe des abgestoßenen Bandscheibenstücks, des Bandscheibenvorfalls.

Die Höhe der erkrankten Bandscheibe kann in der Regel durch eine ärztliche (neurologische) Untersuchung anhand der Ausfallserscheinungen bestimmt werden. Wenn beispielsweise die erste Kreuzbein- oder Sakralwurzel (Wurzel S_1) betroffen ist, fällt ein bestimmter Muskeleigenreflex aus, die Gefühlsempfindung kann entlang dem »Gene-

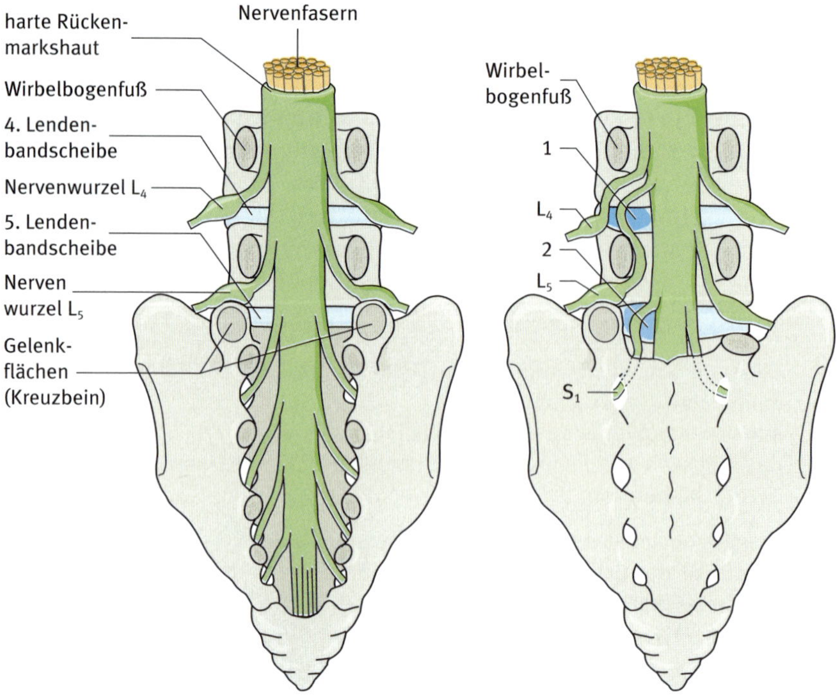

Abb. 15: a) Normale Lagebeziehung der Nervenwurzeln zu den Bandscheiben. Wirbelbögen und Kreuzbeindach sind abgetragen (Ansicht von hinten)
b) Nervenwurzelschädigung bei Bandscheibenvorfall (1 = Druck auf L_4 und L_5; 2 = Druck auf S_1). Wirbelbögen sind abgetragen (Ansicht von hinten)

Ausfallserscheinungen bei Störung verschiedener Nervenwurzeln.

ralstreifen« gestört sein (siehe Abb. 16a, S. 48), und wenn sich eine Lähmung (Parese) entwickelt hat, ist der Patient nur schwer oder gar nicht mehr in der Lage, auf einem Bein stehend in den Zehenstand zu gehen (Abb. 16b). Ist die 5. Lendennervenwurzel gestört, kann es zu einer Schwäche oder einem Ausfall der Fuß-, Zehen- und Großzehenhebung kommen (Abb. 16c). Eine höhergradige Schädigung der Nervenwurzeln L_4 und L_3 führt zu einer Schwäche im Oberschenkel; der betroffene Patient knickt beim Treppensteigen mit dem Knie ein. In gleicher Weise sind charakteristische Ausfallserscheinungen bei Schädigung anderer Nervenwurzeln durch höher gelegene Bandscheibenvorfälle möglich. Es können auch mehrere Nervenwurzeln betroffen sein; am häufigsten sind kombinierte Störungen der Nervenwurzeln L_5 und S_1.

Wenn sich aufgrund des Drucks des Bandscheibenvorfalls auf eine oder mehrere Nervenwurzeln eine Muskellähmung entwickelt, kann es zu einem Nachlassen der Schmerzen kommen. Diese Erscheinung wird oft fälschlicherweise als Besserung oder als Behandlungserfolg gewertet.

Durch den Bandscheibenvorfall wird die Leitungsfunktion der Nervenwurzel unterbrochen, vergleichbar einem abgeknickten Wasserschlauch, aus dem dann kein Wasser mehr fließen kann. In dieser Phase der Krankheitsentwicklung stellt sich die Frage nach der Operation.

Schwerere Störungen, bei denen operiert werden muss.

Störungen der Gefühlsempfindung (Merke: Durch Berührung auszumachen) im Genital- und Darmausgangsbereich, Störungen beim Wasserlassen und beim Stuhlgang (Blasen- und Mastdarmstörungen) sind immer als ernst zu nehmende (seltene) Störungen bestimmter Funktionszentren im Wirbelkanal (Konus-Kauda-Störung) anzusehen. Haben die ärztlichen Untersuchungen, unterstützt durch bildgebende Verfahren, ergeben, dass ein Bandscheibenvorfall Ursache dieser schwer wiegenden Befunde ist, muss sofort eine operative Behandlung eingeleitet werden, wenn sie erfolgreich sein soll. Ausfallserscheinungen dieser Art in Verbindung mit Lähmungen bestimmter Gesäßmuskeln (»Watschelgang«) und in den Beinen sind bei entsprechender Krankheitsvorgeschichte gewöhnlich Folge eines medialen Bandscheibenvorfalls (s. Abb. 13d, S. 39).

Mögliche Ursachen des Bandscheibenvorfalls

Viele Faktoren können als Auslöser eines Bandscheibenvorfalls in Frage kommen.

Je umfangreicher und ausgeprägter das Wissen über krankhafte Veränderungen der Bandscheibe ist, umso deutlicher wird es, dass die Faktoren, die den krank machenden Vorgang in Bewegung bringen, unbekannt geblieben sind. Bis heute ist es nicht eindeutig bewiesen, wodurch der Krankheitsprozess ausgelöst wird. Konstitutionelle, d. h. in der Einzelperson vorhandene (auch erbliche?) Voraussetzungen sind bedeutsam. Es muss eine im einzelnen Menschen festgelegte Anfälligkeit zur Erkrankung bestehen. Eine früh einsetzende, überdurchschnittliche Belastung durch körperliche Arbeit kann als Teilursache für Wirbelsäulenerkrankungen in Frage kommen, eine andere wird in der »Motorisierung der Gesellschaft« gesehen: Man verbringt immer mehr Zeit sitzend in Fahrzeugen aller Art – PKW, Bahn, Bus, Nutzfahrzeuge, Flugzeug – und ist dort Vibrationen (Schwingungen) und Fliehkräften (beim Bremsen, Beschleunigen und bei Kurvenfahrten) ausgesetzt, die von den Bandscheiben abgefangen werden müssen. Verschie-

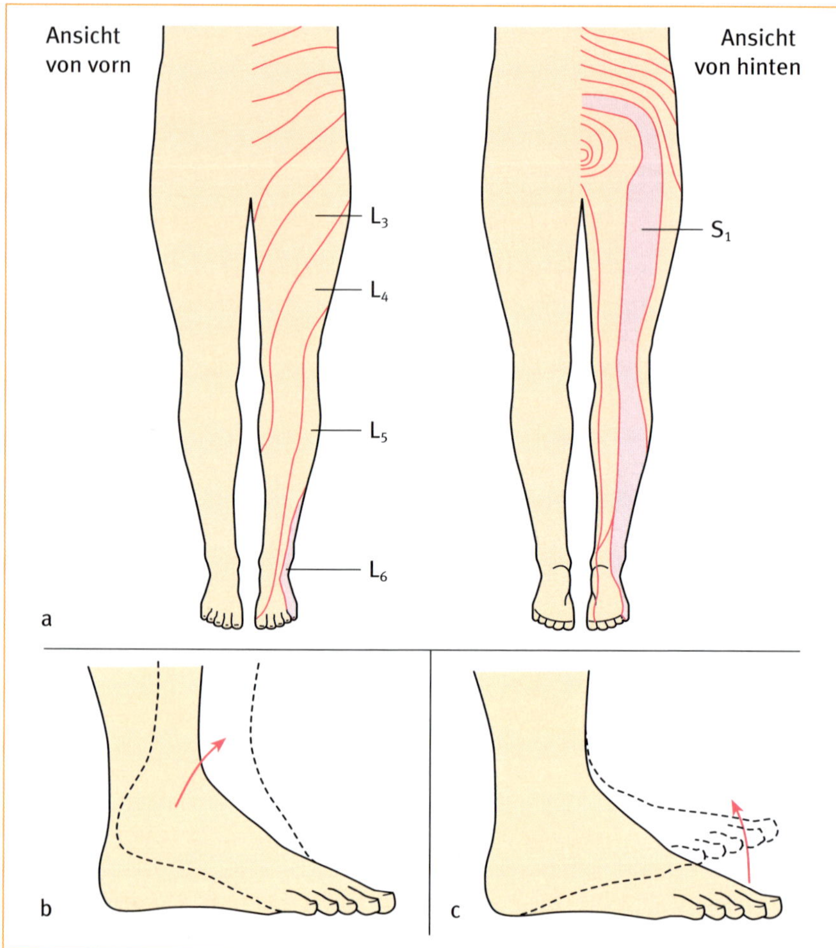

Abb. 16: Beispiele für neurologische Ausfälle bei Bandscheibenvorfall:
a) Gefühlsstörung der Wurzel S_1 bei Vorfall der 5. Lendenbandscheibe (»Generalstreifen«);
b) vollständige Fußsenkerlähmung durch Schädigung der Wurzel S_1: Zehenstand auf einem Bein nicht möglich;
c) vollständige Lähmung der Wurzel L_5 (L_4): Fuß- und Zehenhebung (Fersenstand) nicht möglich

denste Krankheitszustände mit dadurch bedingter Wirbelsäulenfehlbelastung, falsche Verhaltensweisen bei bekannten angeborenen Aufbaustörungen oder chronischen Schädigungen der Wirbelsäule (z. B. durch Leistungsturnen in der frühen Jugend) können die Entstehung eines Bandscheibenschadens begünstigen.

Gelegentlich können auch arbeitsübliche Verrichtungen (Normalbelastungen) wie Heben, Tragen von Lasten, Bücken, Stehen, Sitzen oder Laufen für einen Bandscheibenvorfall verantwortlich sein.

Wann spricht man von Berufskrankheit?

Seit dem 1. Januar 1993 werden bandscheibenbedingte Erkrankungen unter bestimmten, nicht unumstrittenen Kriterien als Berufskrankheit anerkannt. Für die ärztliche Untersuchung wurden entsprechende Merkblätter geschaffen, die eine einheitliche Einschätzung und Beurteilung erlauben sollten (Zweite Verordnung zur Änderung der Berufskrankheiten-Verordnung [BK] v. 18. Dezember 1992, Bundesgesetzbl. Teil I, Nr. 59 vom 29. Dezember 1992, Art. 1,4):

- Bandscheibenbedingte Erkrankungen der Lendenwirbelsäule durch langjähriges Heben oder Tragen schwerer Lasten oder durch langjährige Tätigkeit in extremer Rumpfbeugehaltung, die zur Unterlassung aller Tätigkeiten gezwungen haben, die für die Entstehung, die Verschlimmerung oder das Wiederaufleben der Krankheit ursächlich waren oder sein können (BK 2108).
- Bandscheibenbedingte Erkrankungen der Lendenwirbelsäule durch langjährige, vorwiegend vertikale Einwirkung von Ganzkörperschwingungen im Sitzen (BK 2110).

Unfall als Ursache eines Bandscheibenvorfalls.

Ein Unfallgeschehen ist nur selten Ursache für einen Bandscheibenvorfall. Allgemein wird unter einem Unfall ein plötzliches, erhebliches, von außen auf den Körper einwirkendes Ereignis verstanden, welches den Rahmen der betriebsüblichen Arbeit überschreitet. Hat man zu prüfen, ob ein Bandscheibenschaden oder ein Bandscheibenvorfall unfallbedingt ist, so ist zu klären, ob ein Schaden der Bandscheibe bereits vor dem Unfall nachweisbar war oder ob die Schädigung der Bandscheibe aus gesundem Vorzustand erfolgte. Die Anerkennung des Unfallzusammenhangs ist immer an bestimmte Voraussetzungen geknüpft, sofern nicht zweifelsfrei eine unfallbedingte Zerreißung der Bandscheibe vorliegt. Solche Voraussetzungen sind u. a. eine echte (adäquate) von außen kommende Gewalteinwirkung bei extremer Stauchung und Vorneigung der Wirbelsäule, eine unerwartete Kraftanstrengung, Beschwerdefreiheit in der Krankengeschichte und ein zeitgleiches Einsetzen der Beschwerden nach erfolgter Gewalteinwirkung. Kommt es zur operativen Behandlung, kann die Zusammenhangsfrage letztendlich durch die feingewebliche Untersuchung des Bandscheibengewebes geklärt werden.

Feststellung (Diagnose) des Bandscheibenvorfalls

Grundlegend: körperliche Untersuchung

Genaue Angaben des Betroffenen über Beschwerdeentwicklung und Schilderung des Schmerzbildes sind unerlässlich, gehen der körperlichen Untersuchung voraus und erleichtern es dem Arzt, in Verbindung mit heute vorhandenen weiteren Möglichkeiten, die Diagnose zu stellen.

Im Allgemeinen kann die Diagnose aufgrund der körperlichen Untersuchung durch den Arzt gestellt werden. Mit der neurologischen Befunderhebung und den diese ergänzenden neurophysiologischen Untersuchungsmethoden lassen sich Störungen der Nervenleitungs- und Muskelfunktion nachweisen (Elektrodiagnostik). Muskellähmungen werden nach einer vorgegebenen Skala graduell erfasst.

Magnet-Resonanz-Tomographie

Bei der MRT können die Abschnitte der Wirbelsäule in verschiedenen Ebenen dargestellt werden.

Die durch den Arzt gestellte klinische Diagnose wird mithilfe bildgebender Verfahren unterstützt: Entweder mithilfe der spinalen Computertomographie (spCT; Abb. 18), zunehmend jedoch – je nach apparativer Verfügbarkeit – durch die **M**agnet-**R**esonanz-**T**omographie (MRT oder Kernspintomographie; Abb. 17), die wegen guter Ergebnisse der heutigen Gerätegeneration bei bestimmten Fragestellungen bessere diagnostische Aussagen erlaubt. Zudem können die Lendenwirbelsäulenabschnitte ganzheitlich und funktionell dargestellt werden, sodass eine Betrachtung in verschiedenen Ebenen möglich wird. Normalerweise aber ist die diagnostische Sicherheit der Computertomographie – auch für die Diagnosestellung vor einer Operation – ausreichend und noch kostengünstiger.

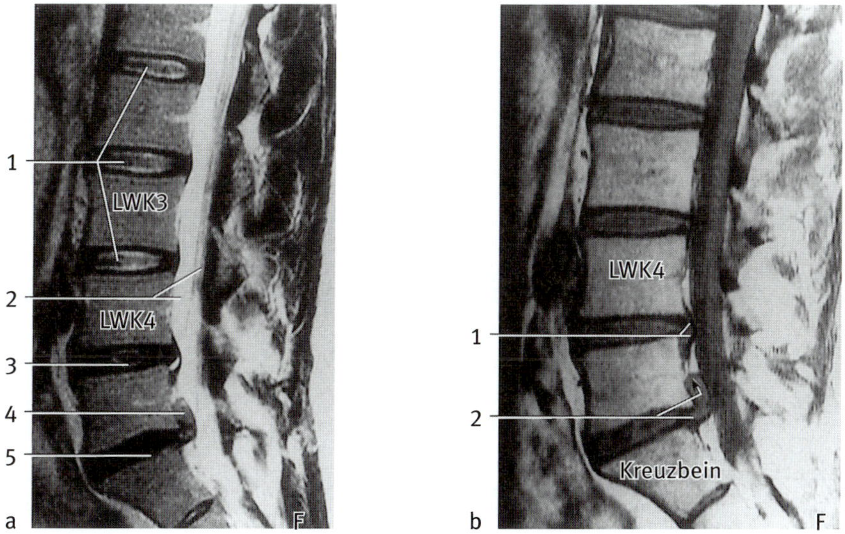

Abb. 17: Magnet-Resonanz-Tomographie (MRT): Darstellung eines aus dem Zwischenwirbelraum nach hinten oben rechts ausgetretenen Bandscheibenvorfalls LWK 5/S1 und einer Bandscheibenvorwölbung LWK 4/5; unterschiedlich fortgeschrittene Bandscheibendegeneration.

a) (seitlich, T2-gewichtet, Nervenwasser weiß, Nervenfasern hinten [dorsal] streifig verlaufend); 1 – normale, flüssigkeitsreiche Bandscheiben; 2 – Wirbelkanal mit Nervenwasser (weiß) und Nervenfasern (streifig); 3 – Bandscheibendegeneration (deutlicher Flüssigkeitsverlust); 4 – Bandscheibenvorfall aus dem Zwischenwirbelraum LWK 5/S1; 5 – fortgeschrittene Bandscheibendegeneration (beinahe vollständiger Flüssigkeitsverlust).

b) (seitlich, T1-gewichtet, Nervenwasser schwarz); 1 – medialer geringer Bandscheibenvorfall mit erhaltenem hinterem Längsband; 2 – Bandscheibenvorfall aus LWK 5/S1 nach hinten oben sequestriert

Kontrastmitteluntersuchung

Die Kontrastmitteluntersuchung des Lendenwirbelkanals (lumbale Myelographie; Abb. 19) hat gegenüber den geschilderten apparativen Verfahren deutlich an Bedeutung verloren. Allerdings kann sie immer noch als Methode der Wahl in Notfällen dienen, wenn andere Möglichkeiten der Diagnosestellung örtlich nicht bestehen oder ein Transport für den Patienten eine nicht zumutbare Belastung oder Gefahr bedeutet. In begründeten Ausnahmefällen kann diese Methode auch noch als Funktionsmyelographie vor einer geplanten Operation Anwendung fin-

Kontrastmittel wird in den Lendenwirbelkanal eingebracht; dadurch kann der Grad der Verengung festgestellt werden.

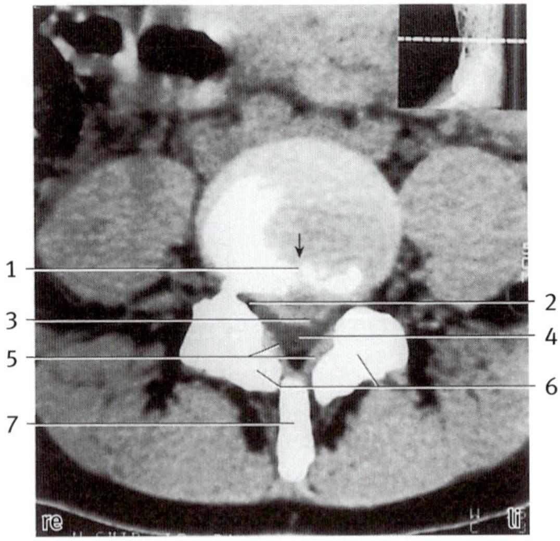

1 – Stelle des Bandscheibenaustritts;
2 – Lufteinschluss;
3 – Bandscheibenvorfall;
4 – Einengung (Kompression) des Duralsacks;
5 – verdicktes gelbes Band;
6 – Spondylarthrose beidseits (Gelenkspalten nicht erkennbar);
7 – Dornfortsatz

Abb. 18: Spinale Computertomographie (spCT): ausgedehnter medialer Bandscheibenvorfall LWK 4/5 mit Spondylarthrose (Blasenstörung, beidseitige Nervenwurzelkompression L5)

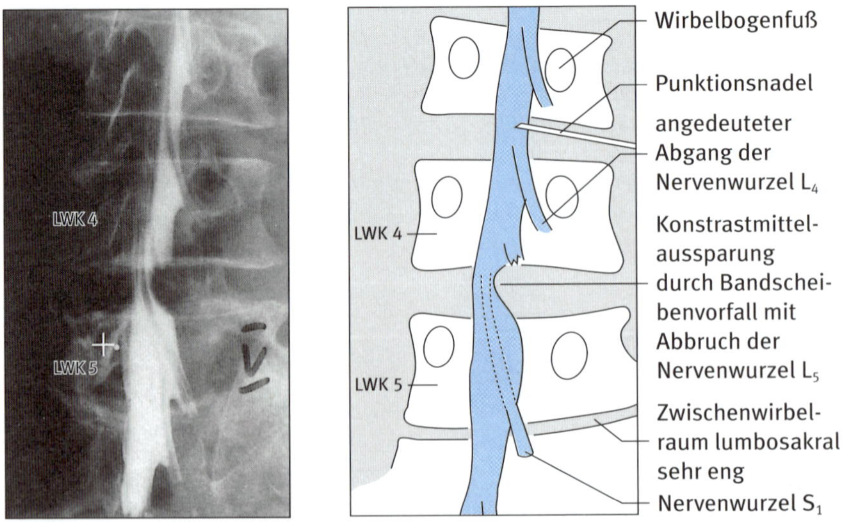

Abb. 19: Kontrastmitteluntersuchung (lumbale Myelographie) mit eingezeichneter Punktionsnadel und Darstellung eines Bandscheibenvorfalls zwischen LWK 4/5 (schräge Darstellung: Ansicht von hinten schräg)

den, um Kenntnis über den Grad einer Einengung (Stenose) des Wirbelkanals bei bestimmten Bewegungsabläufen (Vor-, Rückwärts- und Seitneigung) zu erhalten. Bei der lumbalen Myelographie wird Kontrastmittel nach Punktion in den Lendenwirbelkanal eingegeben. Durch Aussparung der Kontrastmittelsäule können krankhafte Einengungen oder ein vollständiger Abbruch als Folge eines bandscheibenbedingten raumfordernden Prozesses bildlich dargestellt werden (Abb. 19).

Diagnostische Schwierigkeiten können bei neuerlichen oder anhaltenden Schmerzzuständen nach Bandscheibenoperationen auftreten, wenn festzustellen ist, ob die Ursache ein erneuter Bandscheibenvorfall (Bandscheibenvorfall-Rezidiv) ist, die Schmerzen durch Narbenbildung verursacht sind oder andere Ursachen haben. Hier verhilft die zusätzliche Eingabe von Kontrastmittel in den Wirbelkanal als computerassistierte Myelographie (Abb. 20) oder in die Vene (intravenös) zu besserer Differenzierung des CT- und MRT-Befundes. Zweifellos ist all-

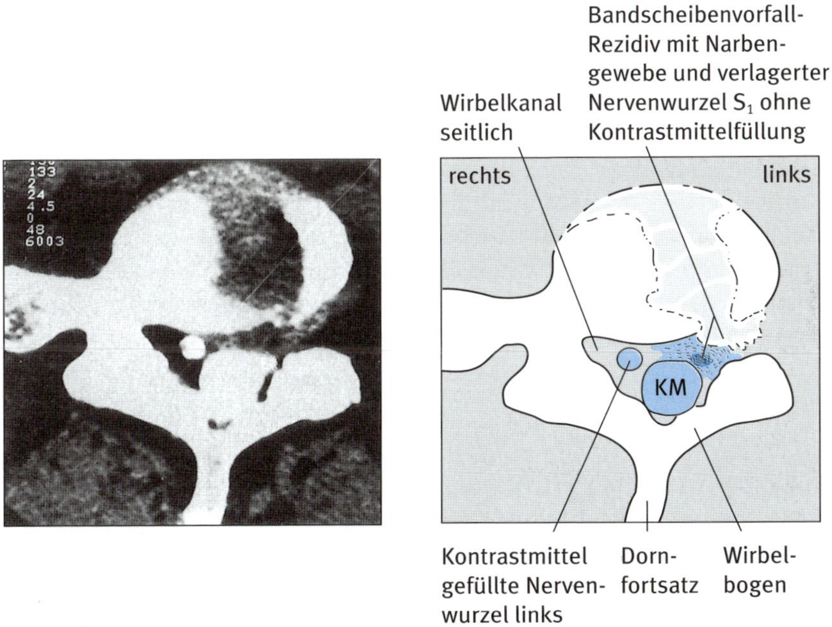

Abb. 20: Computerassistierte Myelographie (Myelo-CT): Bandscheibenvorfall-Rezidiv lumbosakral mit fehlender Kontrastmittelmarkierung infolge narbig eingeengter und narbig veränderter Nervenwurzel S_1

gemein und in besonders gelagerten Fällen mit der MR-Tomographie eine über die übliche Fragestellung hinausgehende Aussage möglich, so z. B. zur Auffindung von blasenähnlichen (zystischen) Ausstülpungen die, wirken sie raumfordernd, Ursache für chronische Kreuzschmerzen sein können.

Wirbelkanalstenose

Stenose bedeutet Verengung des lumbalen Wirbelkanals. Die Stenose hat verschiedene Ursachen.

Knöcherne Neubildungen an den hinteren Wirbelkörperkanten und relative Veränderungen (Verdickungen) an den kleinen Wirbelgelenken können gleichfalls Beschwerden auslösen. Mit ein- oder beidseitigen Beinschmerzen einhergehend, können sie bandscheibenbedingten Schmerzzuständen sehr ähnlich sein. Solche degenerativen (erworbenen) Gewebeumwandlungen führen zu Verengungen des lumbalen Wirbelkanals und der Zwischenwirbellöcher. Die zumeist gleichzeitig vorhandene Bandscheibenvorwölbung engt den Wirbelkanal weiter ein und wirkt dadurch zusätzlich schmerzunterhaltend. Außer den erworbenen Umbauprozessen mit Wulstbildungen an den Wirbelkörperkanten und Verdickungen im Bereich der kleinen Wirbelgelenke (Spondylarthrose) ist gelegentlich Narbengewebe nach Bandscheibenoperationen verantwortlich für erneute Beschwerden (postoperative Wirbelkanalstenose). Daneben gibt es angeborene Ursachen, die die Raumgröße und den Rauminhalt des lumbalen Wirbelkanals verringern können (kongenitale Wirbelkanalstenose, Wirbelfehlbildungen, Wirbelgleiten [Spondylolisthesis]) und Spinalkanalstenosen nach Verletzungen der Wirbelsäule und/oder der Wirbelkörper (posttraumatische Wirbelkanalstenose). Ausdruck einer Wirbelkanalstenose können auch Beschwerden sein, die Durchblutungsstörungen im Bereich der Beine vortäuschen. Daher gehört die Gefäßuntersuchung (mindestens der Fuß- und Leistenpulse) zum routinemäßigen Untersuchungsablauf.

Folgen des verengten Wirbelkanals.

Infolge des verengten Wirbelkanals kommt es bei Bewegung des Patienten zu einem allgemeinen Druck auf die im mittleren und unteren Kanal der Lendenwirbelsäule verlaufenden Nervenfasern. Schmerzhafte Missempfindungen und krampfartige Schmerzen in den Beinen sind die Folge (»Claudicatio intermittens der Cauda equina«). Dieses Krankheitsbild, das bei Männern häufiger als bei Frauen beobachtet wird, äußert sich charakteristischerweise dadurch, dass die Beinschmerzen beim Bergabgehen stärker werden und in Ruhe durch leichte Rumpf-

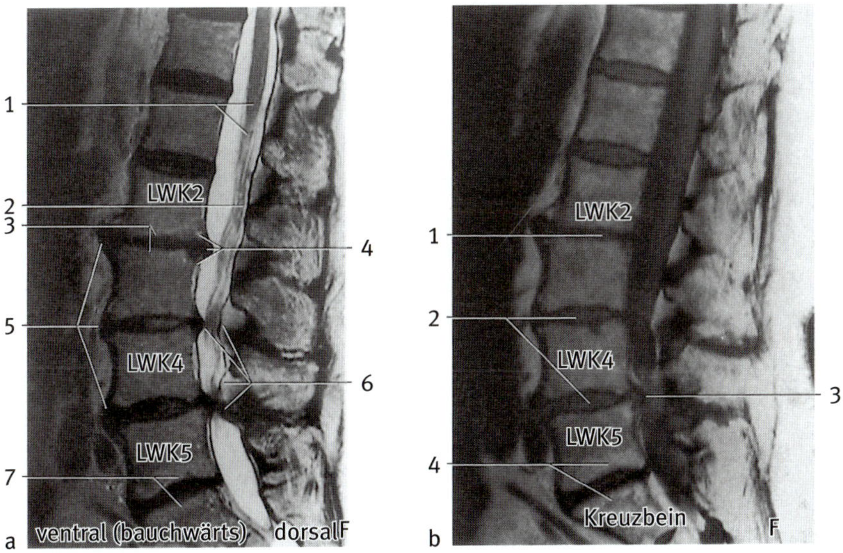

Abb. 21: Magnet-Resonanz-Tomographie (MRT): Wirbelkanalstenose, Osteochondrose, Spondylarthrose mit verdickten (hypertrophierten) gelben Bändern (Ligamenta flava) in den Höhen LWK 2/3–LWK 5/S1, Bandscheibenvorfälle, Spondylosis deformans.
a) (seitlich, T2-gewichtet, Nervenwasser weiß, Nervenfasern hinten [dorsal] streifig verlaufend); 1 – Rückenmarkende in Höhe LWK 1, Konus-Kauda-Bereich; 2 – Nervenfasern (Cauda equina); 3 – Osteochondrose mit vollständiger Bandscheibendegeneration (fehlender Flüssigkeitsgehalt der Bandscheibe); 4 – Bandscheibenvorfall LWK 2/3; 5 – Spondylosis deformans; 6 – dorsale und ventrale Wirbelkanaleinengung (verdickte Ligamenta flava, Spondylarthrose, Bandscheibenvorwölbung LWK 3/4 und BSV LWK 4/5); 7 – fettige Degeneration LWK 5/S1;
b) (seitlich, T1-gewichtet, Nervenwasser schwarz); 1 – Osteochondrose deutlicher dargestellt; 2 – Osteochondrose mit auffälliger Flüssigkeitsverarmung der Bandscheiben (fortgeschrittene Bandscheibendegeneration); 3 – BSV LWK 4/5 deutlicher sichtbar; 4 – fettige Degeneration LWK 5/S1 (weiß demarkiert)

vorbeugung verschwinden: Die Kranken spüren, wenn sie sich nach vorn beugen und an einem Tisch, einer Stuhllehne oder an einer Parkbank abstützen (»Parkbank-Phänomen«), eine deutliche Schmerzerleichterung, während die Krankheitserscheinungen wieder zunehmen, wenn sich die Wirbelsäule beim Gehen in die Hohlkreuzposition schiebt.

Nachweis und Behandlung einer Wirbelkanalstenose.

Der Nachweis einer Wirbelkanalstenose wird durch Röntgenübersichtsaufnahmen der Lendenwirbelsäule, mithilfe der Magnet-Resonanz-Tomographie (Abb. 21), der spinalen Computertomographie (u. a. Bestimmung der Weite bzw. der Enge des Wirbelkanals) oder – gelegentlich noch – durch eine Kontrastmitteluntersuchung (Funktionsmyelographie) der Lendenwirbelsäule geführt. Bei Versagen der konservativen (nichtoperativen) Behandlungsmaßnahmen ist eine operative Entlastung der Nervenwurzeln und der Nervenfasern angezeigt. Ausmaß und Grad einer Wirbelkanalstenose bestimmen das operative Vorgehen. Immer wird es notwendig sein, eine ausreichende Druckentlastung (Dekompression) der Nervenstrukturen zu schaffen. Gefährlich ist eine unvollständige operative Entlastung. Ist man also gezwungen, Operationsverfahren anzuwenden, die eine Instabilität des Bewegungssegments hervorrufen oder verstärken können, wird eine Stabilisierung (Fusionsoperation siehe S. 95 ff.) notwendig werden.

Kreuzschmerzen anderer Ursache

Der Kreuzschmerz wird entweder lokalisiert oder diffus im Bereich der Lendenwirbelsäule und des Kreuzbeinübergangs empfunden. Bandscheibenveränderungen sind zwar eine sehr häufige Ursache, der Kreuzschmerz darf aber nicht nur als mechanische Störung aufgefasst werden. So können z. B. persönliche wirtschaftliche Probleme, die den Kranken beschäftigen, Einfluss auf die Entstehung und Unterhaltung von Kreuzschmerzen nehmen und zu dem Problemkreis »Wirbelsäule und Psyche« überleiten. In erster Linie kommen Kreuzschmerzen jedoch bei körperlichen Erkrankungen vor.

Das Bandscheibenleiden ist zwar die häufigste Ursache für Kreuzschmerzen, jedoch sind nicht alle Schmerzen der Lumbalregion bandscheibenbedingt. Neben angeborenen oder erworbenen Wirbelkörper- und Wirbelsäulenveränderungen können biochemische und immunologische Prozesse, rheumatische und neurologische Erkrankungen sowie Erkrankungen der Nieren und der ableitenden Harnwege mit Kreuzschmerzen einhergehen. Kreuzschmerzen finden sich häufig auch bei Schlaflosigkeit und bei Magen-Darm-Erkrankungen. Ebenso können Rückenschmerzen Ausdruck von Wirbelkörpertumoren und Tochtergeschwülsten (Metastasen) im Lendenwirbelsäulenbereich sein. Intraspinale Tumoren der Nervenfasern oder der Nervenwurzeln können ebenfalls Rücken- und auch Beinschmerzen hervorrufen. Diese Tumoren kündigen sich öfter durch heftige lokale Schmerzen an, bevor sie zu sich langsam entwickelnden neurologischen Störungen führen. Typisch sind, wie bei der Spinalkanalstenose, Ruheschmerz und nächtliche Schmerzen in den Beinen. Auch muss an statisch bedingte Beschwerden gedacht werden, die z. B. durch entsprechendes orthopädisches Schuhwerk gebessert werden können.

Rückenschmerzen, die von den Bändern, kleinen Wirbelgelenken, sehnigen Ansätzen der Muskulatur und von den Gelenkkapseln ausgehen können (siehe S. 17; 24), sind von Schmerzzuständen der Becken-Kreuzbein-Verbindung (Iliosakralfuge) abzugrenzen und häufig Ursache lokaler Schmerzzustände nach Bandscheibenoperationen.

Selten kommt es unter Behandlung mit Medikamenten, die eine Bluteindickung verhindern sollen (Antikoagulanzienbehandlung), zu Blutungen im Wirbelkanal mit zunächst dumpfen Rücken- und Beinschmerzen und relativ plötzlich auftretenden neurologischen Ausfällen.

Der Kreuzschmerz bei Kindern und Jugendlichen bedarf immer ärztlicher Untersuchung und Beratung. Neben Haltungsschäden sind Wirbelsäulenverkrümmungen und entzündliche oder nichtentzündliche Wirbel- und Wirbelsäulenveränderungen mögliche Ursachen. Nur in Ausnahmefällen wird ein Bandscheibenvorfall bei Kindern oder Jugendlichen beobachtet.

Es ist bekannt, dass insbesondere bei den Monatsblutungen der Frau, bei Frauenerkrankungen und in der Schwangerschaft Kreuzschmerzen verstärkt in Erscheinung treten.

An dieser Stelle sind nur die häufigsten Ursachen angeführt worden.

In jedem Fall ist es ratsam, ja notwendig, dass bei unbestimmbaren Kreuzschmerzen, die länger andauern und hartnäckig sind, der Arzt aufgesucht wird.

Wirbelsäule und Psyche

Nicht in jedem Fall lassen sich Schmerzen im Bereich der Wirbelsäule vom behandelnden Arzt organisch fassbar einordnen. Die Wirbelsäule kann als Ort zahlreicher Störfaktoren in einem weiten Wechselspiel von bewusstem und unbewusstem Schmerzerleben gesehen werden. Als Ausdruck der »inneren Haltung« des Menschen ist sie Projektionsfeld seelisch verankerter und nicht steuerbarer Schmerzäußerungen. Je mehr man sich dann »hängen« lässt, desto mehr verschleißt man die geschaffenen Strukturen der Wirbelsäule und desto wahrscheinlicher münden neue Schmerzformen in den Schmerzzyklus ein.

> Der sich aktiv »haltende«, locker Stehende hat viel seltener Rückenschmerzen als der »Gramgebeugte« oder der »Niedergeschlagene«. Eine entscheidende Rolle fällt hierbei auch der Muskulatur zu.

Innere Konflikte können zu Rücken- oder Kreuzschmerzen führen.

Die Möglichkeit, dass derartige nicht steuerbare Vorgänge auf das eigene Schmerzerleben Einfluss nehmen, muss vor allem dann berücksichtigt werden, wenn die mechanistischen Vorstellungen von der Schmerzauslösung versagen und die darauf abgestellte Behandlung keinen Erfolg hat. Es ist bekannt, dass ungelöste innere Konflikte, so genannte Affektspannungen, zu einer Fehlinnervation der Muskulatur umgesetzt werden können, ohne dass diese Fehlschaltungen dem betroffenen Menschen bewusst werden. Diese Erläuterung ist nötig, um zu verstehen, dass Rücken- oder Kreuzschmerzen vielfach andere als durch Bandscheibenveränderungen bedingte Ursachen haben können (siehe auch S. 71).

Selbstverständlich liegen der engen Wechselbeziehung zwischen Wirbelsäule und Psyche weitaus kompliziertere und unübersichtlichere Regelmechanismen zugrunde, als nach der sehr vereinfachten Darstellung und den allgemein gehaltenen Erklärungen vermutet wird. Eine geschickte psychische Führung durch den Arzt ist als Begleitbehandlung jedenfalls hilfreich, zumal bekannt ist, dass Rückenschmerzen gehäuft bei depressiven Patienten beobachtet werden.

Patienten mit jahrelangen Schmerzen lassen oft depressive Züge erkennen.

Verständlicher mutet das psychisch auffällige Verhalten vieler Patienten mit einem klinisch gesicherten Bandscheibenvorfall an. Infolge monate- oder jahrelanger Schmerzen, vieler erfolgloser konservativer Behandlungsversuche und nicht zuletzt gewöhnt an Medikamente, geraten diese Kranken in eine Konfliktsituation, die ihren Ausgangspunkt in einem organischen Kern, einer operativ behandelbaren Erkrankung, hat. Die Patienten lassen vorwiegend depressive Grundzüge erkennen, in denen Gleichgültigkeit und Resignation vorherrschende Elemente sind. Hinzu kommt, dass eine lange Krankheitsdauer die Angst um soziale Sicherheit bei Älteren und die Befürchtung der Jüngeren, beruflich und privat ins Hintertreffen zu geraten, das psychische Zustandsbild wesentlich beeinflussen.

> Es ist erfreulich, die Auflösung derartiger psychischer Konfliktsituationen nach erfolgreicher Bandscheibenoperation beobachten zu können.

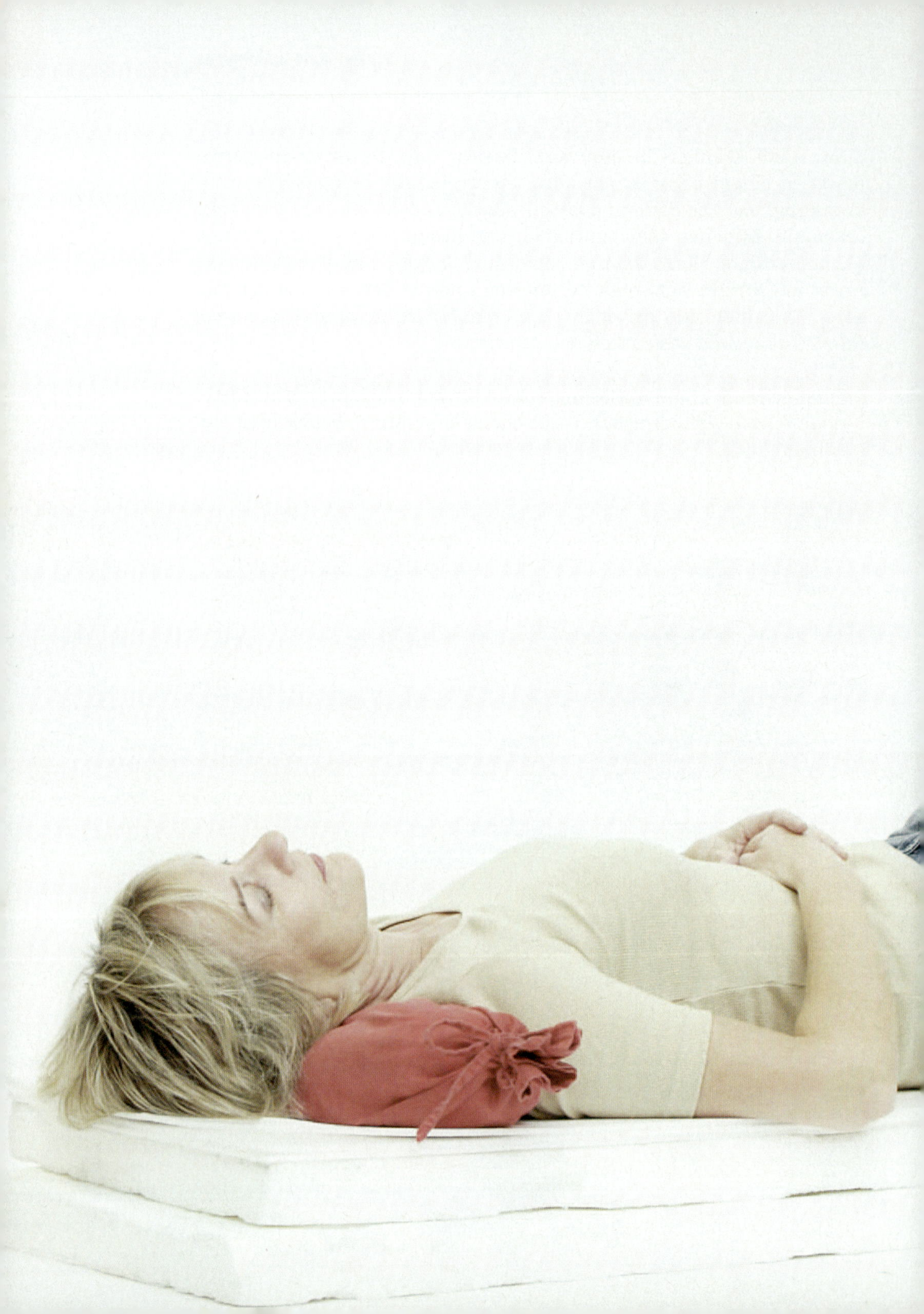

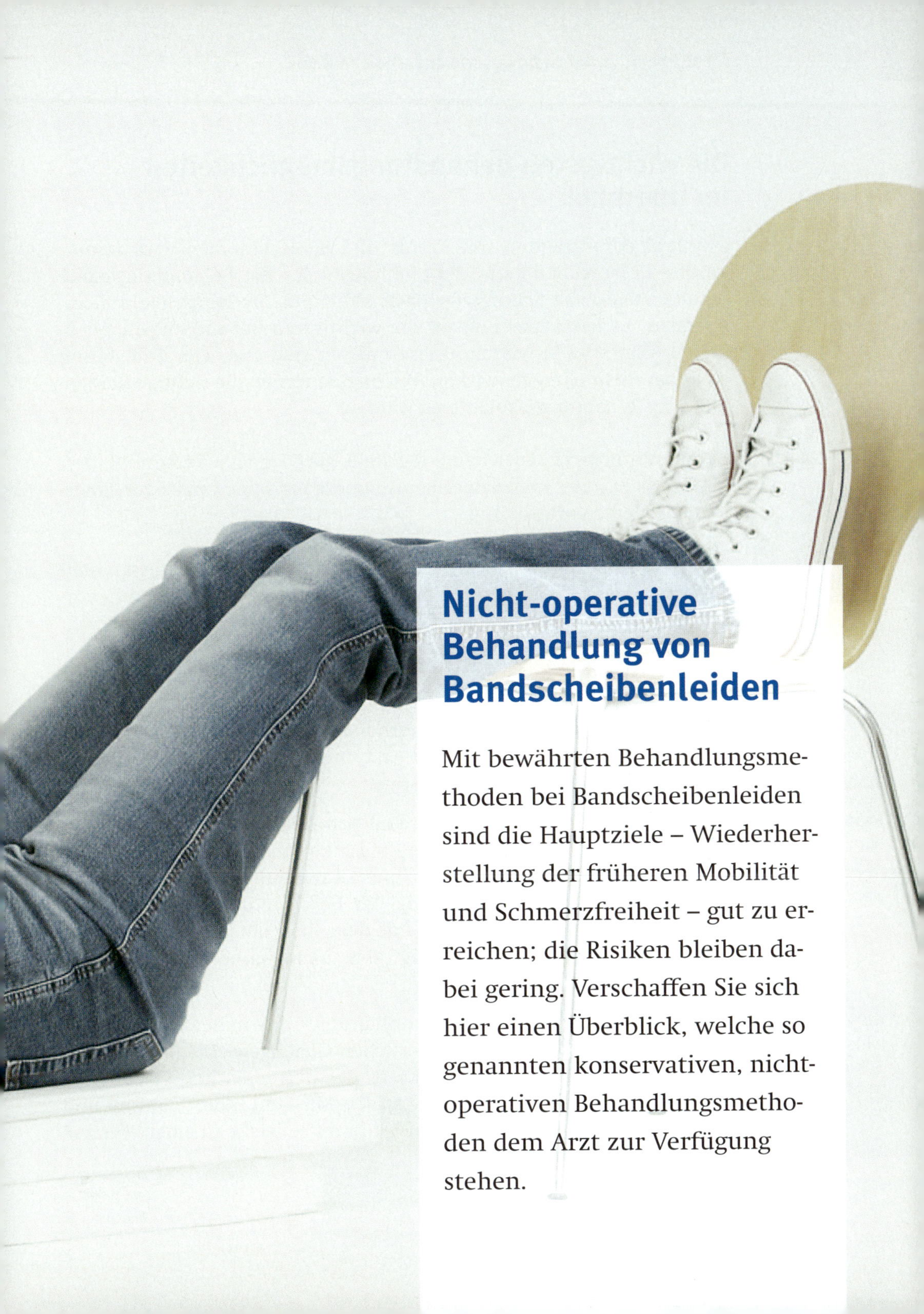

Nicht-operative Behandlung von Bandscheibenleiden

Mit bewährten Behandlungsmethoden bei Bandscheibenleiden sind die Hauptziele – Wiederherstellung der früheren Mobilität und Schmerzfreiheit – gut zu erreichen; die Risiken bleiben dabei gering. Verschaffen Sie sich hier einen Überblick, welche so genannten konservativen, nichtoperativen Behandlungsmethoden dem Arzt zur Verfügung stehen.

Die wichtigsten Behandlungsmöglichkeiten im Überblick

Die Zahl der Patienten mit Kreuz- und Beinschmerzen wird immer größer. Entsprechend sind Empfehlungen für die Behandlung bandscheibenbedingter Schmerzen nach Zahl und Art kaum mehr überschaubar. Es kann hier nur auf die wichtigsten Behandlungsmöglichkeiten hingewiesen werden. Diese müssen sich ergänzen und sollten einander nicht entgegenwirken. Wichtig ist ferner, die richtige Reihenfolge der Behandlungsabläufe zu wählen.

> Am Anfang jeglicher Behandlung steht die Diagnose. Diese stellt der Arzt. Nicht jeder Kreuz- oder Beinschmerz hat seine Ursache in einer Bandscheibenerkrankung.

Die verschiedenen konservativen Behandlungsvorschläge lassen sich am besten nach Therapieprinzipien ordnen, die nachfolgend kurz vorgestellt werden.

Allgemeine Maßnahmen

Der Patient weiß oft, welche Verhaltensweise ihm bestmöglichste Schmerzerleichterung bringt. Der Arzt und Therapeut sollte das in seinem Behandlungsplan berücksichtigen.

Positive Auswirkungen der Schonhaltung.

Zunächst versucht man, bei Auftreten von Beschwerden mit einer unspezifischen Allgemeinbehandlung auszukommen. Ruhigstellung der Wirbelsäule in entsprechender Schonhaltung auf wirbelsäulengerechter Matratze kann eine Linderung der Beschwerden bewirken. Eine gleichzeitige Stufenbettlagerung mit dem Ziel, die gereizten Nervenwurzeln zu entlasten, wird häufig, aber nicht immer, als angenehm empfunden (Abb. 22).

Negative Auswirkungen der Schonhaltung.

Zu langes Verharren in einer Schonhaltung führt unbewusst zu einer Störung des seelischen und körperlichen Gleichgewichts (Dysbalance) mit Minderung (Reduktion) der Kraft, des harmonischen Zusammenwirkens der bei einer Bewegung tätigen Muskeln (Koordination) und Beweglichkeit. Durch diesen Verlust kommt es leicht zu einer segmentalen Instabilität der Wirbelsäule.

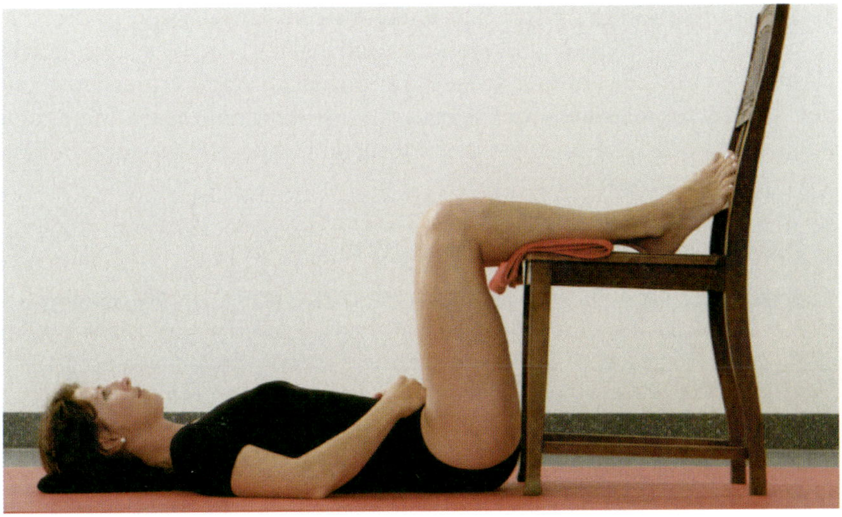

Abb. 22: Stufenbettlagerung zur Entlastung der Lendenwirbelsäule

Hinweis

Der Patient soll daher vor Beendigung der Stufenbettlagerung seine Muskulatur z. B. durch leichtes Anspannen und leichte, vorsichtige Bewegungen kurz aktivieren (siehe Übungen 6 und 7 in der konservativen Übungsphase, Seite 139).

Schmerztherapie

Schmerzmittel dürfen nicht zu schwach und nicht zu gering dosiert sein.

Den höchsten Stellenwert (Priorität) in der Behandlung hat die Schmerzbekämpfung. Es wird nicht selten der Fehler begangen, zu schwach wirkende Schmerzmittel zu verordnen oder eine zu geringe Menge (Dosierung) wirksamer Schmerzmittel einzusetzen. Der Patient muss vom Arzt aufgeklärt werden, dass die Schmerzbeseitigung oberstes Ziel ist, um eine Verselbstständigung des Beschwerdebildes zu verhindern. Aus diesem Grund werden heute von Schmerztherapeuten bei starken bis stärksten Schmerzen opioidhaltige Substanzen verordnet.

Der Einsatz einer unzureichenden, somit wirkungslosen Schmerztherapie aus Ängstlichkeit vor den (möglichen) Nebenwirkungen der Schmerzmittel ist unbegründet, wenn auch der Patient sich über die Möglichkeiten des Einsatzes moderner Schmerzmittel und einer zuverlässigen Schmerztherapie kundig gemacht hat. Da eine unzulängliche

Schmerzbehandlung erfahrungsgemäß eine zu lange, nicht gewünschte körperliche Unbeweglichkeit (Immobilisierung) zur Folge hat, dürfte es nicht (mehr) zu einer sich langsam entwickelnden Dauerhaftigkeit des Schmerzes kommen, der dann ständige Behandlungsbedürftigkeit nach sich zieht und zu einer nicht unbedeutenden Minderung der Lebensqualität führen kann.

Das Stufenschema der Schmerzmittel

Schmerzfreiheit, zumindest spürbare Schmerzlinderung, ist das vorrangige Ziel der medikamentösen Therapie. Nach dem Stufenschema der Welt-Gesundheits-Organisation (WHO) werden drei Gruppen (Stufen) von Schmerzmitteln (Analgetika) unterschieden:

- nicht opioidhaltige (Stufe 1),
- schwach opioidhaltige (Stufe 2) und
- stark opioidhaltige Analgetika (Stufe 3)

Stufe 1. Zu dieser Gruppe zählen die nicht-steroidalen Antirheumatika (z. B. Diclophenac; die neuen, magenschonenden Medikamente aus der Gruppe der Coxibe), aber auch die rein schmerzstillenden Mittel (z. B. das »klassische« Paracetamol). Die Ursachen für die Schmerzen sind anfangs meist überreizte freie Nervenendigungen (nozizeptiver Schmerz).

Es ist für den Patienten hilfreich, ein Schmerztagebuch zu führen.

Als hilfreich erweist sich, den Patienten zu veranlassen, ein Schmerztagebuch auszufüllen. Auf einer »Visuellen Analogskala (VAS)« trägt der Patient seine subjektive Einschätzung der Schmerzstärke ein; auf diese Weise kann der Schmerzverlauf beobachtet und gezielt behandelt werden. Die Notwendigkeit einer konsequenten Einnahme der verordneten nicht opioidhaltigen Analgetika muss dem Patienten vom Arzt verständlich erklärt werden, für die regelmäßige Einnahme der Mittel ist der Patient verantwortlich. Die ärztliche Verordnung beinhaltet natürlich auch eine wirkungsvolle Schmerztherapie zur Nacht, damit der Schlaf des Patienten nicht gestört ist.

Stufe 2. Stellt sich innerhalb weniger (drei) Tage keine deutliche Schmerzlinderung ein, so müssen zusätzlich schwach opoidhaltige Analgetika gewählt werden (z. B. Tramadol oder Tilidin, Naloxon).

Stufe 3. Bleibt auch diese Schmerzbehandlung ohne entscheidenden Erfolg, ist der kurzfristige Übergang auf die starken Opioide (z. B. Oxycodon) unter Verzicht auf Stufe 2 zu empfehlen.

Die patientenkontrollierte Analgesie (PCA) setzt eine verständliche, ausreichende Aufklärung durch den behandelnden Arzt voraus, die besonders auch Hinweise auf Nebenwirkungen beinhaltet. Der Patient muss überzeugt sein, dass der ärztlich vorgeschlagene Behandlungweg richtig ist, und er muss ihn mit Zuversicht mitgehen. Auftretende Nebenwirkungen sollten nicht sofort zum Abbruch der Behandlung führen.

Ein Großteil der Rückenschmerzen geht mit Muskelverspannungen einher. Bestehen gleichzeitig noch Schlafprobleme, empfiehlt sich ein schlafförderndes, muskelentspannendes Mittel zur Nacht (z.B. Tolperison).

Bei chronischen Schmerzen kommen in der speziellen Schmerztherapie wegen der hohen schmerzstillenden Potenz gegenüber den durch Nervenschäden bedingten (neuropathischen) Schmerzen Medikamente aus der Gruppe der Mittel gegen Niedergeschlagenheit (Psychopharmaka) und/oder Anfallsleiden (Antiepileptika) zum Einsatz.

Medikamente bei chronischen Schmerzen.

Die neuere Generation von selektiven Serotoninwiederaufnahmehemmern (SSRI) demonstriert eine höhere therapeutische Breite und geringere Nebenwirkungsrate. Bei den chronisch-neuropathischen Schmerzbildern werden heute mit gutem Erfolg Antiepileptika (z.B. Gabapentin® oder Pregabalin®) eingesetzt. Präparate sowohl aus der Reihe der Antiepileptika als auch Psychopharmaka dürfen nur nach ärztlicher Verordnung und unter ärztlicher Beobachtung (einschleichend) eingenommen werden.

Infusionsbehandlung

Neben der Einnahme von Medikamenten durch den Mund (oral) können diese auch über Infusionen oder örtlich (lokal) verabreicht werden. Das Ziel, den bestehenden Schmerzzustand schnellstmöglich zu beseitigen, wird am besten mit einer intravenösen Infusionstherapie erreicht. Bei richtiger Diagnosestellung kommt es schnell zu der gewünschten Schmerzreduktion. Infusionen mit hoch dosierter Cortisongabe sind geeignet, einem schnellen Rückgang der durch Druck entstandenen Nervenwurzelschwellung zu erreichen. Nebenwirkungen sind bei Kurzzeitgabe von Cortisonen nicht zu erwarten.

Bei der Infusionsbehandlung geht der Schmerz schnell zurück.

> Eine schnelle Besserung des Schmerzzustandes zu erzielen ist Voraussetzung für die notwendige rasche Mobilisierung und damit die baldige Wiedereingliederung der Betroffenen in den Alltag und Beruf.

Therapeutische Lokalanästhesie (TLA)

Ebenso wie die »Quaddel«-Behandlung (Haut; Muskulatur; Muskel-Sehnen-Ansätze) mit örtlich wirkenden schmerzblockierenden Lösungen (Lokalanästhetika) hat auch die Injektionsbehandlung mit entzündungshemmenden und entquellenden Medikamenten, denen schmerzstillende oder schmerzhemmende Zusätze beigegeben sind, das Ziel, die Schmerzleitung der gereizten Nerven und Nervenwurzeln zu unterbrechen. Die gute Wirkungsweise erklärt ihren Einsatz zu Beginn der Behandlung in Abhängigkeit von der Schwere des Schmerzzustandes. Die Einspritzung (Injektion) erfolgt an den Ort der diagnostizierten Schmerzentstehung. Die häufigsten Einspritzungen (Infiltrationen) sind:

- neben die Wirbelkörper (paravertebral),
- zwischen die Dornfortsätze (interspinös),
- in die Kreuz-Darmbein-Gelenke (ileosakral),
- in die Wirbelgelenke (Facetten).

In diesem Zusammenhang muss auch die vielfach geübte Reischauer-Blockade erwähnt werden, die die Schmerzschwelle herabsetzen und daher günstige Voraussetzungen für die nachfolgenden Behandlungen schaffen soll.

Verschiedene Formen der Injektionstherapie.

Weitere, auch zur Beseitigung postoperativer Schmerzzustände erprobte Behandlungsmethoden können zur Anwendung kommen, erfordern aber in ihrer Wahl besondere Erfahrung und Übung: Einspritzungen um die harte Rückenmarkshaut, hintere oder dorsale Periduralinfiltration (lang dauernd mithilfe eines liegenden Katheters vorzunehmen), kaudale Periduralinjektion (Sakralanästhesie), unter die harte Rückenmarkshaut (intrathekale Instillation) oder als Form der paraspinalen Infiltrationsbehandlung die Facetteninjektion, wobei in besonderer Weise die schmerzleitenden Fasern der reichlich vorhandenen Nervengeflechte in der Kapsel der kleinen Wirbelgelenke vorübergehend betäubt werden.

Unter Röntgenbildwandlerkontrolle oder computertomographisch gesteuert, wird hierbei mit einer feinen Injektionsnadel unter absolut sterilen Bedingungen zielgenau z. B. das Facettengelenk erreicht (siehe auch S. 17; 24; 80). Analog kann die Kanüle auch nach vorheriger örtlicher Betäubung in die Bandscheibe (intradiskal) eingebracht, mittels

Kontrastmittel dargestellt und je nach Schmerzsymptomatik lokale Betäubungsmittel, Cortison und/oder Opiate, injiziert werden. Die enzymatische Auflösung der erkrankten Bandscheibe (Chemonukleolyse) ist eine weitere Form der Injektionstherapie (intradiskale Injektion) und gehört in die Reihe der minimal-invasiven Wirbelsäulentherapien (siehe S. 78). Die hier geschilderten Möglichkeiten einer direkten, sichtbar zielgenauen örtlichen Schmerzbehandlung sollten nur unter bestimmten Voraussetzungen, auch wegen der Strahlenbelastung, angewendet werden und setzen besondere Erfahrung voraus. In der Praxis werden vorwiegend wirbelsäulennahe Einspritzungen aufgrund tastbarer und anatomischer Orientierungshilfen vorgenommen. Der Vorteil, die medikamentösen, den Schmerz betäubenden Wirkstoffe direkt an den Ort der (vermuteten) Schmerzentstehung zu bringen, liegt darin, dass oft geringe Mengen genügen, um einen befriedigenden Behandlungserfolg zu erzielen.

Bereits geringe Mengen des Wirkstoffes führen oft zum Erfolg.

Transkutane Elektrische Nerven-Stimulation (TENS)

Mit der transkutanen elektrischen Nerven-Stimulation werden, für den Laien nicht leicht verständlich, schnell leitende, markhaltige (so genannte A-) Fasern segmental stimuliert, die wiederum die langsam leitenden, marklosen (so genannte C-) Fasern hemmen. Bei dieser Stimulationsart werden Frequenzen zwischen 60 und 150 Hertz angewandt, die auf der Haut ein Kribbelgefühl unter den Elektroden auslösen. Die nichtsegmentale Stimulation erfolgt mit Frequenzen von 1–4 Hertz. Dabei soll die Intensität so hoch sein, dass Muskelkontraktionen ausgelöst werden. Eine Aktivierung höher gelegener (supraspinaler) Hemmprozesse und vermehrte Freisetzung körpereigener schmerzhemmender Neurotransmitter und Hormone wird angestrebt. Häufig ist die Kombination von nicht segmentaler und segmentaler transkutaner elektrischer Nerven-Stimulation sinnvoll.

Nach entsprechender Austestung und Anleitung kann der chronisch Schmerzkranke die Selbstbehandlung durchführen. Das kleine, batteriegespeiste Gerät kann vom Patienten eigenverantwortlich eingestellt werden. Diese Art der Schmerztherapie ermöglicht es ihm, die Verantwortung für sich selbst zu übernehmen.

Mit TENS kann sich der Patient selbst behandeln.

Akupunktur

Die Wirbelsäulenschmerzbehandlung durch Akupunktur ist in den letzten Jahren immer mehr in den Blickpunkt der wissenschaftlichen Medizin gerückt. Die Methode kann Schmerzen im Bereich der Wirbelsäule und der Muskulatur lindern und bessern. So werden die Kosten einer Akupunkturbehandlung z.B. beim chronischen Kreuzschmerz von vielen Krankenkassen übernommen. Die Akupunktur ist eine von einer bestimmten Anschauung getragene Behandlungsart. Sie sollte nur von dafür ausgebildeten Ärzten durchgeführt werden.

Orthopädische Rumpfstützen (Orthesen)

Rumpfstützen, entweder starr (Korsett), elastisch (Mieder) oder als Zwischenform gefertigt, sind Bestandteile der Behandlung bandscheibenbedingter Schmerzen im Lendenwirbelsäulenbereich. Sie stellen die Wirbelsäule ruhig (passive Stabilisierung), sie helfen, schmerzhafte Bewegungen zu verhindern und geben ein psychologisches »Stabilitätsgefühl«. Orthesen sind ebenso wie physiotherapeutische Bewegungsübungen für die Behandlung akuter lumbaler Schmerzen ungeeignet.

Wann sollen Rumpfstützen eingesetzt werden?

Orthopädische Rumpfstützen sollten generell bei Lumbal-Syndromen und nach unkomplizierten Bandscheibenoperationen zurückhaltend verordnet werden. Vorübergehend getragen, können sie nach Operationen an der Bandscheibe für den Patienten hilfreich sein. Beim Postdiskektomie-Syndrom jedoch sind Orthesen im Zusammenwirken mit isometrischen Anspannungsübungen (aktive Stabilisierung) für kurze Zeit (temporär) sinnvoll, um die Auswirkungen der Instabilität zu begrenzen. Rumpfstützen zu verordnen ist Aufgabe des Operateurs und bei ambulanter Behandlung des Orthopäden. Neben einer klaren Indikationsstellung für ihre Anwendung ist es wichtig zu wissen, dass es auch Kontraindikationen gibt, die ihre Verordnung verbieten.

Manuelle Medizin

Zu den konservativen Behandlungsmaßnahmen bei wirbelsäulenbedingten Schmerzen müssen auch jene diagnostischen und therapeutischen Handgrifftechniken (Chirotherapie) gerechnet werden, die unter dem Begriff der manuellen Medizin zusammengefasst sind. Diese Behandlungsart setzt eine gründliche ärztliche Untersuchung und eindeutige Diagnosestellung voraus, darf nur von Ärzten vorgenommen werden, die in der manuellen Medizin ausgebildet und zertifiziert sind und über länger währende praktische Erfahrung verfügen.

> Chirotherapeutische Anwendungen sind nicht erlaubt, wenn ein Bandscheibenvorfall vermutet wird oder der Patient wegen eines Bandscheibenvorfalls operiert wurde.

Physikalische Behandlung

Örtliche milde Wärmeanwendungen (Thermotherapie) bringen, vor allem im Anfang des Schmerzgeschehens, Linderung. Es ist jedoch zu betonen, dass in gleicher Weise dadurch eine Schmerzverstärkung eintreten kann, so dass individuell geprüft werden muss, ob diese Behandlungsmaßnahmen eingeleitet werden dürfen. Wärmeanwendungen werden häufig in Form von heißen Rollen, Infrarotlicht, Fangopackungen und Bädern durchgeführt. Die so erreichte Durchblutungsförderung soll zu einer Verringerung der Schmerzen führen. Daher erfreuen sich diese einfachen Behandlungsvorschläge großer Beliebtheit.

Der Schmerz kann nicht nur gelindert, sondern auch verstärkt werden.

Örtliche Kälteanwendungen, die ebenfalls zur besseren Durchblutung und gleichzeitig zur stärkeren Schmerzlinderung führen, können akute Schmerzzustände günstig beeinflussen. Jedoch ist auch hier, individuell verschieden, eine entgegengesetzte Wirkung möglich. Kältebehandlungen müssen überlegt sein und dürfen nicht zu lange angewandt werden, um Erfrierungen zu vermeiden. Gleichzeitige Bewegung führt noch zu einer Massagewirkung (»bewegte« milde Kälte). Diese Therapiemaßnahmen sollen im Sinne von Selbsthilfestrategien dem Patienten gezeigt und dann auch zu Hause von ihm selbstständig angewandt werden (Hilfe zur Selbsthilfe).

Auch hier kann es nicht nur zur Schmerzlinderung, sondern auch zur Verstärkung kommen.

Eine Bäderbehandlung, vor allem im Thermalbad (z.B. Schwefelbad), wirkt sehr intensiv auf den Körper und den Kreislauf, so dass ihre Verordnung, auch im Hinblick auf Gegenanzeigen, nur nach Untersuchung und durch den Arzt erfolgen darf.

Anwendungsformen der Elektrotherapie wie Stangerbäder, Galvanisation, Interferenzstrom und Kurzwellendurchflutung beruhen auf den gleichen Wirkungsprinzipien. Im Körper wird Wärme erzeugt, dadurch die Durchblutung verbessert und die Muskulatur entspannt. Die Impulsstrombehandlung nimmt innerhalb der Elektrotherapie eine Sonderstellung ein.

Massage hat in der allgemeinen Behandlung von Wirbelsäulenschmerzen ebenfalls eine Sonderstellung. Im einfachsten Falle reibt, drückt oder massiert der Kranke seine schmerzhaften Körperstellen selbst. Die fachmännisch durchgeführte Massage versucht, die Schmerzlinderung durch gezielte Auswahl und Anwendung von Techniken zu erreichen. Das Ziel der Massagebehandlung ist es, über eine verbesserte Durchblutung einen günstigen Stoffwechselzustand des Muskels herbeizuführen, damit Verspannungen nachlassen. Auch ein erkranktes Gelenk kann sich durch vermehrte Muskelspannung vor schmerzhafter Bewegung schützen.

Achtung

Massagen jeglicher Art sind bei einem diagnostizierten (akuten) Bandscheibenvorfall mit Beinschmerzen kontraindiziert und dürfen aus diesem Grund nicht durchgeführt werden!

Allerdings hat die klassische Massage bei Wirbelsäulenschmerzen, die auf Muskelverspannungen zurückzuführen sind, ihren Stellenwert.

Physiotherapie

Bessere Durchblutung, weniger Verspannungen, Kräftigung der Muskeln.

Die Physiotherapie (früher: Krankengymnastik) arbeitet mit einer Auswahl von Übungen, die die jeweilige Erkrankung berücksichtigen. Gezielte Übungen, immer auf den Patienten abgestimmt, verbessern die Durchblutung, beseitigen Verspannungen und führen zu einer Muskelkräftigung. Die Notwendigkeit der Muskelkräftigung ist unbestritten. Krafttraining zur Stabilisation der vorderen und hinteren Muskelgruppen ist bei »Rückengeschädigten«, aber auch zur Prävention, unbedingt notwendig. Eine Trainierbarkeit der Kraft ist in jedem Alter gegeben. Mit zunehmendem Alter ist der Zuwachs zwar verlangsamt, aber trotzdem möglich. Es ist wissenschaftlich nachgewiesen, dass neben der Steigerung der reinen Kraftleistung eine deutliche Verbesserung der intermuskulären Koordination sowie ihres harmonischen Zusammenspiels eintritt. Das Ziel des Muskeltrainings ist es, die Muskulatur für die Anforderungen des täglichen Lebens leistungsfähig zu machen. Zu Übungen aus entlastender Stellung kommen Übungen in Belastung, Haltungs-, Bewegungs- und Gebrauchsschulung, die im Übungsteil vorgestellt werden.

> Die physiotherapeutische Behandlung darf keine Schmerzen verursachen. Im akuten Schmerzzustand sind aktive physiotherapeutische Übungen sinnlos.

Das Bewegungsbad unterstützt die physiotherapeutische Behandlung vorteilhaft, da gegen den Widerstand des Wassers durchgeführte Bewegungen die Muskulatur kräftigen. Gleichzeitig wird das Zusammenspiel der Muskeln gefördert. Durch die Auftriebskraft des Wassers ist die Wirbelsäule entlastet, das ermöglicht in besonderen Fällen schmerzarmes Üben im Stehen und Gehen. Das Gefühl für die richtige Haltung und ihre Kontrolle kann leichter erlernt werden. Außerdem begünstigt die Auftriebskraft bewegungsfördernde Übungen, falls dies gewünscht wird.

Psycho-soziale Faktoren (siehe auch S. 58) spielen oft eine wichtige Rolle in der Schmerzeinschätzung, die sich wiederum in Schlaftstörungen, depressiven Verstimmungen und Unruhe manifestieren können. Die Progressive Muskelrelaxation (nach Jacobson) hat die Aufgabe, mittels Entspannungstechniken Regenerationspotenziale des Körpers zu aktivieren, um funktionelle, stressbedingte Störungen zu reduzieren.

Mentale Generalisierung der Entspannung wird über muskuläres Anspannen und bewusstes Loslassen von willentlich zugänglichen Muskeleinheiten erzielt.

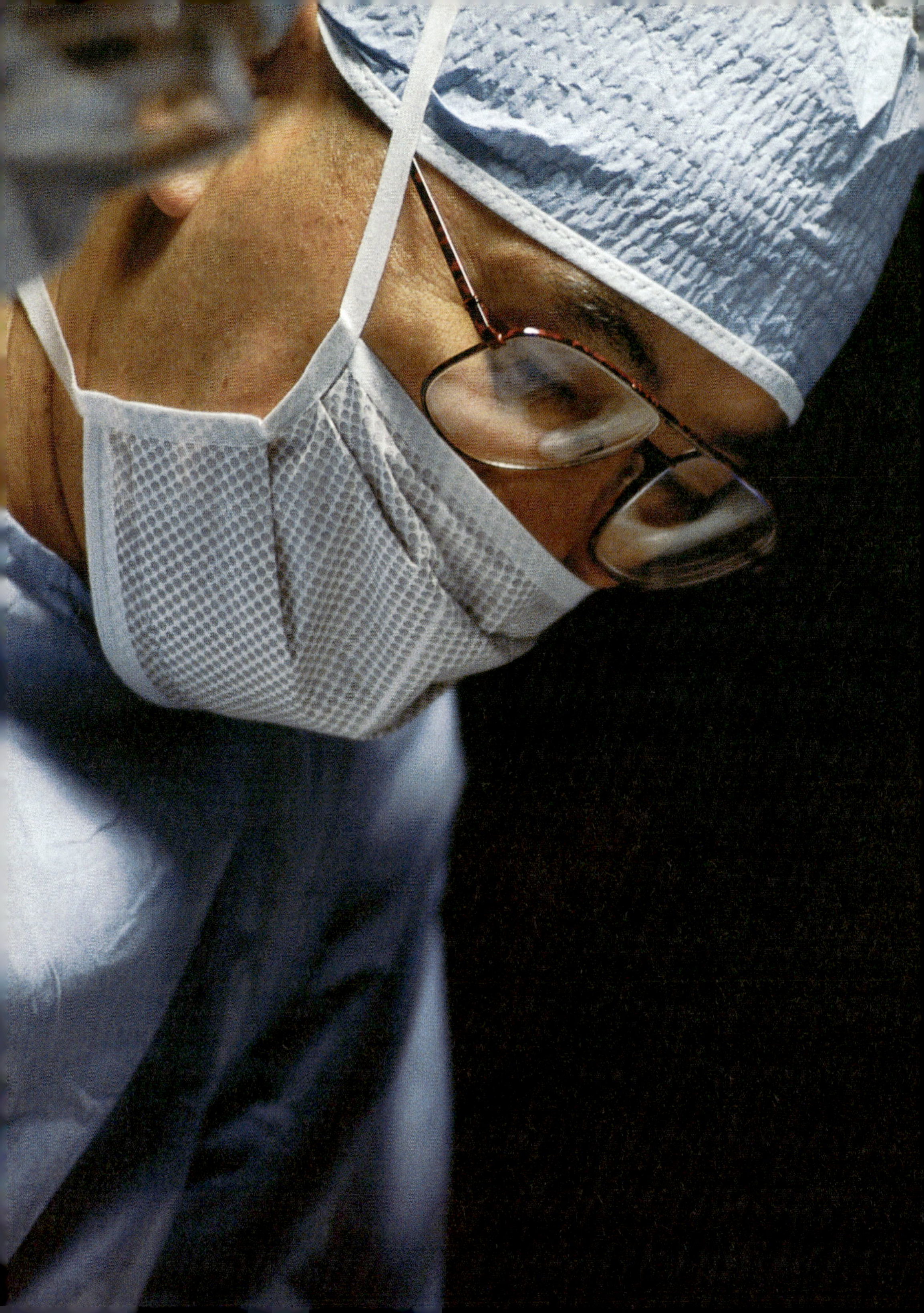

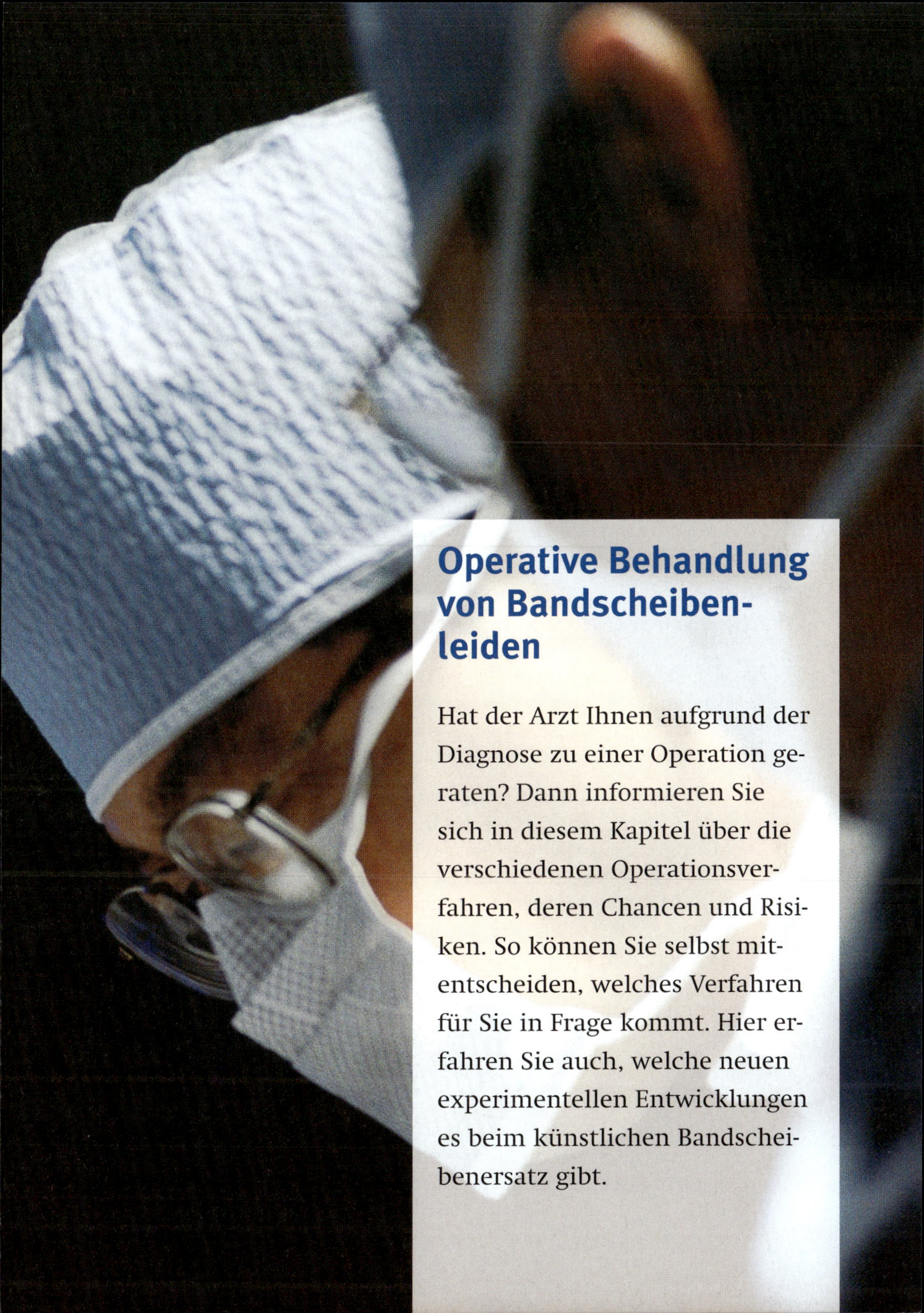

Operative Behandlung von Bandscheibenleiden

Hat der Arzt Ihnen aufgrund der Diagnose zu einer Operation geraten? Dann informieren Sie sich in diesem Kapitel über die verschiedenen Operationsverfahren, deren Chancen und Risiken. So können Sie selbst mitentscheiden, welches Verfahren für Sie in Frage kommt. Hier erfahren Sie auch, welche neuen experimentellen Entwicklungen es beim künstlichen Bandscheibenersatz gibt.

Was Sie vor der Operation wissen müssen

Risiken

Chancen und Risiken einer Wirbelsäulenoperation sind oft zu wenig bekannt.

Operationen an der Wirbelsäule und am Rückenmark, das vom Wirbelkanal umschlossen wird und von dem die Nervenwurzeln ausgehen (siehe S. 20), sind immer mit vielen Ängsten für die Patienten verbunden. Der Grund ist häufig der, dass die Aussichten und gesundheitlichen Gefahren (Risiken) einer Operation an der Wirbelsäule und mögliche Komplikationen nicht oder unzureichend bekannt sind. Für den Patienten ist daher eine verständliche Information über das Für und Wider eines operativen Eingriffs wichtig. Dabei ist allerdings zu berücksichtigen – und der Betroffene sollte das wissen –, dass Erkrankungen im Bereich der Wirbelsäule ohne operative Behandlung risikoreicher sein können als mit Operation.

Nicht selten ist es auch weniger das Unbehagen vor der Operation als die Angst vor der Narkose, die den Patienten vor einer Operation zurückschrecken lässt. In den letzten Jahrzehnten sind jedoch die Möglichkeiten gestiegen, eventuell bestehende Risiken vor einem operativen Eingriff zu erkennen; ebenso ist die Überwachung während der Operation deutlich verbessert worden. Dadurch wird die Gefahr einer gesundheitlichen Schädigung gesenkt, auch bei Operationen während der Schwangerschaft und im höheren Lebensalter.

Der operative Eingriff an der Wirbelsäule gliedert sich gewöhnlich in zwei unterschiedliche Abschnitte: Zunächst muss ein Zugang zur Wirbelsäule geschaffen werden, um danach den eigentlichen Eingriff an der Wirbelsäule vornehmen zu können. Da die Wirbelsäule in der Mitte des Körpers liegt, ist der Zugang von der Körperoberfläche zur Wirbelsäule mit Risiken verbunden, die wiederum davon abhängig sind, welchen Weg der Operateur zur Wirbelsäule wählen muss. Die Wahl des geeigneten Zugangs richtet sich nach den Abschnitten der Wirbelsäule, die erkrankt sind und behandelt werden müssen. Operationen im Bereich der Lendenwirbelsäule können entweder von vorn (durch den Bauchraum), von der Seite oder am häufigsten vom Rücken her vorgenommen werden.

Während früher größere Hautschnitte notwendig waren, um die Wirbelsäule zu erreichen, können die Hautschnitte heute klein gehalten werden. Dies ermöglichen mikrochirurgische Verfahren oder Techniken, die wenig Gewebe zerstören (minimal-invasive Techniken). Dadurch lässt sich das Risiko des Zugangs mindern. Das gilt auch für Methoden, bei denen Körperhohlräume, hier der Wirbelkanal, ausgeleuchtet, eingesehen und (Bandscheiben-) Gewebe entnommen werden kann (endoskopische Techniken). Hierbei wird eine nur wenige Millimeter große Arbeitskanüle von der Hautoberfläche aus eingeführt und bis zum Wirbelkanal vorgeschoben. Die Risiken dieser Methoden haben ihren Grund in der häufig eingeschränkten Übersicht des Operationsgebietes. Dennoch: Verletzungen des Nervensystems bei Wirbelsäulenoperationen mit den hier erwähnten Methoden (mikrochirurgische; minimal-invasive; endoskopische) sind selten und die Gefahr einer Querschnittlähmung ist äußerst gering.

Neue chirurgische Verfahren zerstören wenig Gewebe und benötigen nur kleine Hautschnitte.

Das Aufklärungsgespräch vor der Operation

Der Arzt stellt aufgrund der erhobenen Befunde im Einzelfall fest, ob eine Operation sinnvoll oder notwendig ist. Falls eine konservative Therapie erfolglos bleibt oder diese wegen der Schwere der Erkrankung (z. B. bei zunehmenden Lähmungen) nicht fortgesetzt werden kann, schlägt der Arzt dem Patienten einen operativen Eingriff vor. Ob aber operiert und welches der in Frage kommenden Verfahren gewählt wird, entscheidet der Patient. Auch wenn der Arzt nur berät, wird der Patient in der Regel dem Rat des Arztes folgen. Deshalb muss der Patient wissen, welche Operation vorgesehen ist und welche Belastungen und Risiken die Operation mit sich bringt. Dazu dient das Gespräch zwischen Arzt und Patient. Es schafft die Grundlage für ein Vertrauensverhältnis zwischen ihm und dem behandelnden Arzt. Dieser soll die Hoffnung des Kranken stärken, dass die beabsichtigte operative Behandlung Besserung bringen wird. Der Patient muss aber auch wissen, dass der Arzt keine Wunder bewirken und dass die beabsichtigte Operation möglicherweise nur eine teilweise Besserung bringen oder ohne Erfolg bleiben kann.

Der Arzt berät und informiert über Risiken und mögliche Komplikationen bei einer Operation.

Der Arzt muss seiner Aufklärungspflicht einfühlsam nachkommen. Er hat dem Patienten zu erläutern, welcher operative Eingriff geplant ist, welche Tragweite der Eingriff haben kann und ob es statt der vorgesehenen Operation eine andere, gleichwertige Behandlungsmethode gibt, die den operativen Eingriff unter Umständen entbehrlich macht. Falls es besondere Risiken im Zusammenhang mit der geplanten Operation gibt, muss der Arzt den Patienten darauf hinweisen und mögliche Komplikationen und ihre Auswirkungen mit diesem erörtern. Entscheidend ist nicht immer die Häufigkeit möglicher Komplikationen, sondern ihre Auswirkungen für den Patienten. Je weniger dringlich eine Operation ist, desto mehr muss der Arzt erläutern.

Eine Aufklärung im Operationssaal oder – außer im Falle einer Notfallsituation – kurz vor der Operation reicht nicht aus. Der Patient muss unbelastet frei entscheiden können, ob er sich operieren lässt. Empfehlenswert ist ein erstes Informationsgespräch bei der ambulanten Vorstellung mit Hinweis auf verständliche Patientenlektüre. Danach kann die unmittelbar präoperative (vor der Operation stattfindende) Aufklärung mit Einholung der Einverständniserklärung am Tage vor der Operation erfolgen, möglichst jedoch nicht erst am Abend vorher.

Ziel der Operation

Schmerzen beseitigen.

Hauptanliegen des Arztes ist es, durch eine Operation Schmerzen zu beseitigen. Der Erfolg der operativen Therapie – und das muss der Patient wissen – kann aber begrenzt sein, weil mit der Operation nicht die Ursache, sondern die Folgen der Bandscheibenerkrankung behandelt werden! Die Grunderkrankung besteht weiter, sie kann zu neuen Beschwerden führen. Das erklärt, warum es keinen 100-prozentigen Behandlungserfolg geben kann. So können auch Kreuzschmerzen nach einer Operation (postoperativ) weiter bestehen bleiben.

Lebensqualität verbessern.

Der operative Eingriff soll aber nicht nur Schmerzen lindern, sondern auch die Voraussetzungen dafür schaffen, dass sich bestehende Lähmungen (Paresen) zurückbilden können und er soll helfen, die Lebensqualität des Patienten zu verbessern. Hierzu sind eine ausreichende Beweglichkeit der Wirbelsäule und der Rückgang der Lähmungen nötig. Das kann jedoch durch den Eingriff allein nicht erreicht werden; hinzukommen muss der Wille des Patienten, wieder »gesund« zu werden, sowie eine disziplinierte, richtige Verhaltensweise. Eine individuell abgestimmte Nachbehandlung ist unbedingt erforderlich!

Erwerbsfähigkeit wieder herstellen.

Häufig wird der Erfolg einer Operation nur danach beurteilt, ob die Erwerbsfähigkeit des Patienten wieder hergestellt wird. Auch dies kann durch den Eingriff allein nicht erreicht werden. Der Verschleiß der Bandscheibe(n) kann durch besondere berufliche Beanspruchungen gefördert und unterhalten worden sein, so dass nach der operativen Behandlung überlegt werden muss, wie die Belastungen des Berufes mit der Belastungsfähigkeit der operierten Wirbelsäule in Einklang gebracht werden können. Der Patient, nur gelegentlich von seinem behandelnden Arzt darin unterstützt, traut sich häufig nicht, die Wirbelsäule zunehmend zu belasten. Allerdings ist zu berücksichtigen und darauf zu achten, dass nur eine angepasste Belastung wieder zu einer guten Funktion der Wirbelsäule führt.

Operationen bei Kompression der Nerven (Bandscheibenvorfall)

Verfahren

Konservative und minimal-invasive Verfahren.

In dem Bemühen, die Behandlung von bandscheibenbedingten Beschwerdezuständen zu verbessern, wurden weniger eingreifende (minimal-invasive) Verfahren entwickelt, die nicht nur die Risiken der offenen mikrochirurgischen Behandlung senken sollen, sondern auch die Kosten. Die Behandlung von Schmerzen, die durch Bandscheibenveränderungen ausgelöst wurden, stellt einen erheblichen Kostenfaktor dar. Die konservative Therapie ist gewöhnlich komplikationsarm. Sie ist aber zeitaufwendig, erfordert vom Patienten Geduld, kann zu Fehlzeiten am Arbeitsplatz führen und sich somit für ihn nachteilig in seinem sozialen und privaten Umfeld auswirken; dennoch sollten auch minimal-invasive perkutane (durch die Haut gehende) Verfahren erst dann durchgeführt werden, wenn die konservative Behandlung nicht den gewünschten Erfolg gebracht hat.

Von der streng zu stellenden Indikation hängt es ab, welches der perkutanen Verfahren angewendet wird. Die Erfolgsrate der Behandlung wird sehr unterschiedlich angegeben und ist immer auch abhängig von der Erfahrung, die der behandelnde Arzt mit dem von ihm bevorzugten Verfahren gemacht hat. Die Ergebnisse sind demnach ebenfalls unterschiedlich. Sie führen je nach angewandter Methode von eindeutiger Empfehlung über deutliche Zurückhaltung bis hin zur Ablehnung. Alle hier aufgeführten perkutanen Verfahren sollten jedoch auf medizinische Einrichtungen beschränkt bleiben, in denen routinemäßig auch Bandscheibenvorfälle mikrochirurgisch-offen behandelt werden.

Der Patient, der mit einer der hier beschriebenen Methoden behandelt wird, muss nach der Operation nicht nur eine Zeit lang ärztlich überwacht werden, sondern muss nach dem Eingriff unbedingt eine gewisse Ruhezeit einhalten. Ob physiotherapeutische oder sogar rehabilitative Maßnahmen notwendig sind, entscheidet der Operateur zusammen mit dem nachbehandelnden Arzt.

Die minimal-invasiven Operationsverfahren stellen eine Art »invasiver« konservativer Therapie dar, welche in den frühen Stadien des schmerzhaften Bandscheibenverschleißes angewendet werden kann. Die nachfolgend aufgeführten Verfahren sind im engeren Sinne somit auch kein Bindeglied zwischen konservativer und operativer Therapie. Sie stehen vielmehr in Konkurrenz zu den nicht-operativen Methoden. Daher wird verständlich, dass Befürworter einer bevorzugt konservativen Behandlungsrichtung die Anwendung dieser perkutanen Therapieformen zurückhaltend beurteilen, zumal es auch hier zu Komplikationen kommen kann. Eine der schwerwiegendsten operativen Komplikationen, die Entzündung des Zwischenwirbelraums mit Übergreifen auf die angrenzenden Wirbelkörper, können auch bei minimal-invasiven Eingriffen auftreten (0,1–2 Prozent).

Indirekte Dekompression (Druckentlastung) der Nerven

Teile des Bandscheibenkerns werden aufgelöst, dadurch weniger Volumen von vorgewölbten Teilen und weniger Druck auf die Nervenwurzel.

Bei einer Chemonukleolyse (CNL) werden Teile des Bandscheibenkerns durch einen natürlichen Wirkstoff (Chymopapain aus der Papaya-Frucht) aufgelöst, der mit einer langen Nadel an den Nerven vorbei in die Bandscheibe gespritzt wird. Voraussetzung ist, dass der Faserring der Bandscheibe intakt ist, damit der Wirkstoff nicht in den Wirbelkanal gelangen kann. Dort würde er auch die Nerven angreifen und schädigen. Daher muss zum Nachweis des intakten hinteren Längsbandes dem Eingriff eine Röntgenuntersuchung vorausgehen, bei der ein Kontrastmittel in die Bandscheibe gespritzt wird. Die auf chemischem Wege hervorgerufene Verminderung des Volumens von vorgewölbten Bandscheibenanteilen führt zu der gewünschten Druckentlastung der Nervenwurzel. Die Chemonukleolyse ist angezeigt in Fällen mit Beinschmerzen (Ischialgien), bei denen sich auch die Indikation zur Operation stellen würde.

Gefahr allergischer Reaktionen.

Da der Eingriff nicht frei von Risiken ist, sind die gleichen strengen Maßstäbe anzulegen wie sie für die Operation gefordert werden (siehe S. 84 f.). Die Gefahr allergischer Reaktionen (anaphylaktischer Schock) durch das pflanzliche Fremdeiweiß erfordert besondere Vorsichtsmaßnahmen. Bei bekannter Überempfindlichkeit gegen die Papayafrucht muss der Eingriff, der bei jedem Patienten nur ein Mal durchgeführt werden darf, unterbleiben. Deshalb wird diese Methode nur noch sehr selten angewandt.

Bei der automatisierten, perkutanen, lumbalen Diskektomie (APLD), welche im Jahre 1985 erstmals publiziert wurde, wird bei örtlicher Betäubung der Haut und darunter liegender Gewebeschichten unter Röntgenkontrolle ein 3 mm dickes, am vorderen Ende mit einer seitlichen Öffnung versehenes Metallröhrchen in den Bandscheibenraum eingebracht. In diesem so genannten Arbeitsschaft befindet sich ein kleines, mit hoher Frequenz schwingendes (oszillierendes) Messerchen, das über ein Saug-Spül-System in die Öffnung angesaugtes Bandscheibengewebe abschneidet und so zu einer Verkleinerung des Bandscheibenkerns führt. Für dieses Verfahren wurde mit großer Erwartungshaltung geworben, es stellte sich aber zu Beginn der neunziger Jahre aufgrund veröffentlichter wissenschaftlicher Studien heraus, dass das Verfahren wenig wirksam ist. Die Erfolgsrate liegt unter 40 Prozent, so dass auch dieses Verfahren nur noch sehr selten angewandt wird.

Mit einem Messerchen wird Bandscheibengewebe abgeschnitten, wodurch das Bandscheibenvolumen verkleinert wird.

Das Prinzip der perkutanen, endoskopischen, lumbalen Diskektomie (PELD) ist dem der automatisierten, perkutanen, lumbalen Diskektomie (APLD) nur vordergründig ähnlich. Bei diesem Verfahren wird entweder von einer, gelegentlich auch von zwei Seiten, ein etwas dickeres (bis zu 6 mm) Metallröhrchen (Arbeitsschaft) in die Bandscheibe eingeführt. Damit können Instrumente (Fasszangen) in den Bandscheibenraum eingebracht werden. Mit ihnen kann Bandscheibengewebe vorwiegend aus dem hinteren Anteil, zum Rücken gewandt, wo sich der Bandscheibenvorfall in der Regel befindet, entfernt werden. Dieser Vorgang wird fortlaufend durch den Arbeitsschaft oder durch ein weiteres von der Gegenseite eingeführtes Endoskop auf dem Videobildschirm kontrolliert. Der entscheidende Vorteil dieses Verfahrens gegenüber der automatisierten, perkutanen, lumbalen Diskektomie (APLD) liegt in der optischen Kontrolle der Operation sowie in der Möglichkeit, unterschiedliche, der jeweiligen anatomischen Situation angepasste Instrumente einbringen zu können. Dieses Verfahren hat sich in wissenschaftlichen Studien bei entsprechender Indikationsstellung als wirksam erwiesen.

Mit kleinen Zangen wird unter Videokontrolle zum Rücken liegendes Bandscheibengewebe entfernt.

> Wichtig für den Erfolg ist eine sehr strenge und sorgfältige Auswahl der Patienten, denen man diesen Eingriff vorschlägt.

Mit Laser wird Bandscheibengewebe verdampft. Durch die Wärme können aber Nerven geschädigt werden.

Bei der perkutanen, lumbalen Laser-Diskus-Dekompression (PLDD) wird mithilfe eines Lasers das Bandscheibengewebe verdampft. Die Vorstellung war, dass durch die Verdampfung der Bandscheibe eine Verringerung ihres Volumens erreicht wird und dadurch die Vorwölbung der Bandscheibe in den Wirbelkanal schrumpft und somit den Nerven entlastet. Dieses Verfahren hat sich nicht durchgesetzt, vor allem deshalb, weil bei nicht optisch kontrollierter Anwendung von Laserenergie im Bandscheibenraum die Gefahr einer unkontrollierten wärmebedingten (thermischen) Schädigung der Nervenstrukturen direkt oder in der Umgebung des Bandscheibenraumes besteht. Hinzu kommt aufgrund wissenschaftlicher Studien der Nachweis, dass dieses Verfahren den konventionellen Verfahren nicht überlegen ist. In der Hand des erfahrenen Arztes ist es jedoch eine Möglichkeit, das Volumen der Bandscheibe zu verringern und so indirekt die Nervenwurzel zu entlasten, wenngleich die therapeutische Leistung der Laseranwendung in Frage zu stellen ist.

Ein Betäubungsmittel wird computertomographisch kontrolliert sehr genau an die Nervenwurzel gespritzt. Nach drei bis sechs Injektionen bessert sich der Beinschmerz.

Bei der periradikulären Therapie (PRT) wird gewöhnlich an die Nervenwurzel ein örtlich und lang wirkendes Betäubungsmittel gespritzt, häufig zusammen mit einem Kortison-Präparat zur Hemmung der Nervenentzündung und zum Abschwellen der Nervenwurzel. Diese Methode hat den Vorteil, dass keine Auswirkungen der Medikamente auf den gesamten Organismus zu befürchten sind. Allerdings müssen die Medikamente sehr genau an die Nervenwurzel herangebracht werden, ohne sie durch die Hohlnadel (Kanüle) zu verletzen. Daher wird die Einspritzung computertomographisch kontrolliert vorgenommen, indem die Punktionsrichtung für die richtige Lage der Nadelspitze sehr genau berechnet und auch kontrolliert werden kann. Erfahrungsgemäß sind drei bis sechs Injektionen in einem Abstand von einigen Tagen oder einer Woche nötig, um eine Besserung des Beinschmerzes zu erreichen. Allerdings ist dieser Eingriff mit einer Strahlenbelastung durch die Computertomographie verbunden und dadurch ist im Einzelfall seine Anwendung eingeschränkt oder nicht vertretbar (siehe auch S. 66).

Nur Geduld und konsequente Weiterbehandlung gewährleisten den Behandlungserfolg

Viele Betroffene, die unter Schmerzen leiden, welche durch eine Degeneration (Abnutzungserscheinung) der Bandscheiben verursacht sind, setzen große Hoffnungen in die perkutanen Verfahren. Sie erwarten, ohne große therapeutische Umwege schnell beschwerdefrei zu werden, um in ihren Beruf zurückkehren zu können und gesellschaftlich, sozial und privat wieder integriert zu sein. Das kann in Einzelfällen zutreffen. Der verständliche Wunsch nach »schneller« und erfolgreicher Behandlung birgt aber nicht nur die Gefahr einer erweiterten Indikationsstellung in sich, sondern er verführt dazu, die Prinzipien der geforderten vorangestellten konservativen Behandlung, einer notwendigen Nachsorge und Weiterbehandlung des Patienten zu vernachlässigen. Berichte über sensationelle therapeutische Erfolge ohne die Notwendigkeit weiterer Behandlungsmaßnahmen bleiben Ausnahmen.

Direkte Dekompression der Nerven

Transforaminale endoskopische Diskektomie

Die perkutanen Verfahren wurden Mitte der neunziger Jahre deutlich verbessert durch die Entwicklung von Endoskopen, die in einen Arbeitsschaft geschoben werden können, der einen Außendurchmesser von 6 mm hat. Durch diesen Arbeitsschaft werden Instrumente in den Wirbelkanal und in die Bandscheibe eingebracht. Das Endoskop verfügt über eine spezielle Beleuchtung und eine Optik, die das Arbeitsfeld auf einen Videomonitor überträgt. Der Operateur kann somit »unter Sicht« gezielt mit speziellen Instrumenten Bandscheibengewebe entfernen. Auch Bandscheibengewebe, das in der Nähe des Zwischenwirbellochs (Abb. 4) die Nerven drückt (komprimiert), kann so sicher entfernt werden. Da das Endoskop von der Seite eingebracht wird, kann nur Gewebe entfernt werden, das in der optischen Achse des Arbeitsschaftes liegt. Die Sicht darf nicht durch die Bogenwurzel behindert werden, so dass sich dieses Verfahren nicht für die Behandlung von Bandscheibenvorfällen eignet, die von dem Bandscheibenfach aus nach ober- bzw. unterhalb gerutscht sind. Auch sind von einem seitlichen Zugang zur Mitte hin verlagerte Vorfälle nicht sicher zu erreichen.

Bandscheibengewebe wird mithilfe eines Endoskops entfernt. Das Verfahren ist für Bandscheibenvorfälle nur eingeschränkt geeignet.

Mikrochirurgische Dekompression

Der Eingriff wird in Vollnarkose vorgenommen. Der Patient liegt in Bauchlage. Um das Eröffnen des Wirbelkanals zu erleichtern, muss der Abstand zwischen den Wirbelbögen durch eine nach oben gerichtete Krümmung (Kyphose-Haltung) der Lendenwirbel vergrößert werden. Das wird durch Beugung der Hüftgelenke erreicht. Im Gegensatz zu den perkutanen Verfahren ist bei der »offenen« mikrochirurgischen

Mit einem Schnitt durch die Haut und Loslösung der Muskulatur wird der Spalt zwischen den Wirbelbögen freigelegt und man kann in den Wirbelkanal schauen.

Dekompression ein Hautschnitt notwendig, der aber nur 3 bis 5 cm lang sein muss. Seine Lage wird durch eine kurze Röntgenuntersuchung auf dem Operationstisch exakt über der erkrankten Bandscheibe bestimmt. Die Muskulatur wird rechts oder links je nach Lage des Bandscheibenvorfalls (in seltenen Fällen auch beidseits) von dem Dornfortsatz abgelöst, damit der Spalt zwischen den Wirbelbögen freigelegt werden kann. Das die Wirbelbögen verbindende gelbliche Band (Ligamentum flavum) wird teilweise entfernt, so dass mit dem Mikroskop wie durch ein Fenster in den Wirbelkanal geschaut werden kann (»Fensterung«). Gelegentlich muss zusätzlich etwas Knochen von den Wirbelbögen entfernt werden, um einen ausreichenden Einblick in den Wirbelkanal zu erhalten (»erweiterte Fensterung«). In dieser Form gibt es keine negativen Auswirkungen auf die Festigkeit der Wirbelsäule, da die Wirbelgelenke unversehrt bleiben (siehe S. 96, Abb. 23a). Die Dekompression des Nervs wird mithilfe des Operationsmikroskops vorgenommen.

Aus dem Wirbelkanal wird dann das vorgefallene Bandscheibengewebe entfernt. Damit ist der Nerv entlastet.

Das Operationsmikroskop besitzt zwei entscheidende Vorteile: Durch die Vergrößerung können Gefäße und Nerven im Wirbelkanal sicher erkannt werden. Dadurch, dass das Mikroskop auch als Lichtquelle dient, wird der Wirbelkanal gut ausgeleuchtet, so dass der Hautschnitt sehr klein gewählt werden kann. Mit besonderen (Spezial-) Instrumenten wird das vorgefallene Bandscheibengewebe von dem Nerven gelöst und schließlich aus dem Wirbelkanal entfernt. Zusätzlich in den Wirbelkanal hineingerutschtes Bandscheibengewebe (»Sequester«) kann ebenfalls entfernt werden. Anschließend werden gelockerte Anteile innerhalb der Bandscheibe entfernt, um ein späteres Nachrutschen (»Rezidiv«) zu verhindern. Es können maximal 40–60 Prozent der gesamten Bandscheibe durch diesen Zugang entfernt werden. Eine komplette Entfernung der Bandscheibe ist aber nicht nötig. Ein Verschluss des bei Ausräumung der gelockerten Bandscheibenanteile entstandenen »Loches« in der Restbandscheibe ist nicht nötig; dieses verschließt sich durch körpereigenes Gewebe. Einige Operateure verschließen jedoch das beim Eingehen in den Zwischenwirbelraum eröffnete hintere Längsband.

Falls der Nerv nicht ausreichend entlastet werden kann, muss der Eingriff erweitert werden. Dies ist meist dann der Fall, wenn ein Bandscheibensequester weit in den Wirbelkanal verrutscht ist. Um den Sequester sicher zu entfernen, ist manchmal eine vollständige Entfernung eines Wirbelbogens der Operationsseite (»Hemilaminektomie«) notwendig (Abb. 23b). Falls der Sequester bis zur Gegenseite verlagert ist, müssen beide Wirbelbögen und auch der Dornfortsatz entfernt werden (»Laminektomie«) (siehe Abb. 23b, S. 96). Durch CT- und/oder MRT-Untersuchungen lässt sich die Notwendigkeit einer derartigen Erweiterung meist schon vor der Operation erkennen und die Risiken dieser Erweiterung besprechen. Die Stabilität der Wirbelsäule kann durch diese Erweiterung gefährdet werden, was spätere Versteifungen notwendig machen könnte (siehe S. 97 ff.)

Was kann durch die Operationen erreicht werden?

Die gequetschte Nervenwurzel soll entlastet werden, Beinschmerzen sollen sich bessern und Lähmungen sich zurückbilden.

Mit der Operation werden nicht die Ursachen der Erkrankung, sondern nur ihre Folgen behandelt. Darauf und auf die Ziele wurde bereits hingewiesen. Kein operatives Entlastungs- (Dekompressions-) Verfahren der Nervenwurzel ersetzt den kranken Nerven oder lässt neues oder gar funktionstüchtiges Bandscheibengewebe wachsen. Somit ist es das erklärte Ziel der Operation, entweder mit direkten oder, etwas weniger erfolgreich, mit indirekten perkutanen Verfahren die gequetschte Nervenwurzel zu entlasten, damit sie nicht mehr bei jeder Bewegung ständig gereizt wird. Der Beinschmerz bessert sich am zuverlässigsten in über 75 Prozent (bis 85 Prozent) aller Operationen. Der durch die Operation freigelegte Nerv kann sich erholen, so dass sich Lähmungen zurückbilden können. Auf die Schnelligkeit und die Vollständigkeit der Rückbildung hat die Operation jedoch keinen Einfluss. Eine Besserung einer Lähmung kann auch noch nach Wochen oder Monaten eintreten. Auch Gefühlsstörungen wie Taubheitsgefühle der Beine verschwinden nicht direkt nach dem Eingriff. Es kommt vor, dass eine vorhandene Gefühlsstörung von dem Kranken erst nach operativer Beseitigung des Beinschmerzes bemerkt wird.

Bei jeder Körperbewegung wird der Nerv durch den Bandscheibenvorfall zusätzlich schmerzhaft gereizt, so dass der Körper als Abwehrmaßnahme die Beweglichkeit der Wirbel untereinander blockiert. Es kommt zu Verspannungen und Verhärtungen in der Muskulatur, die nach der Operation nicht sofort gelöst sind. Die Rückbildung des Rückenschmerzes dauert daher länger. Zudem kann der Rückenschmerz auch von anderen Lendenwirbeln stammen, die nicht Ziel der Operation waren. Ursache des zur Operation führenden Bandscheibenvorfalls war eine verminderte Belastungsfähigkeit. Die Verbesserung dieser Belastungsfähigkeit kann durch eine Operation nicht erreicht werden, es können nur gute Ausgangsbedingungen für eine erfolgreiche Nachbehandlung geschaffen werden.

Interessant ist die Erkenntnis, dass nach fünf Jahren oft kein Unterschied in der Befindlichkeit zwischen operativ und konservativ behandelten Patienten mehr festzustellen ist. Allerdings ist die Dauer der Arbeitsunfähigkeit bei Patienten, die operiert wurden, kürzer.

Wann muss operiert werden (Indikation)?

Ein (offener) operativer Eingriff wird nur dann vorgenommen, wenn die Diagnose »Nervenwurzelkompression durch Bandscheibenvorfall« gesichert ist. Dazu gehört die Übereinstimmung mit dem Befund der bildgebenden Diagnostik.

Eine zielstrebige konservative Therapie oder andere Behandlungsmethoden müssen zudem erfolglos geblieben sein und es dürfen keine ernsten Erkrankungen vorliegen, die (außer bei absolut notwendiger Operationsindikation) eine operative Behandlung verbieten.

Es ist zu entscheiden, ob die Operation

- als absolut notwendig und dringlich notwendig eingestuft wird oder
- ob nur eine relative Indikation zum operativen Eingriff besteht und die Operation vollständig in das Ermessen des Patienten gestellt werden kann.

Absolute Notwendigkeit einer Operation.

Eine Operation wird sofort (absolut) notwendig, wenn ein Bandscheibenvorfall zu Blasen- und Mastdarmlähmungen und zu hochgradigen neurologischen (vor allem motorischen) Ausfallserscheinungen führt. Dies ist in der Regel bei einem Massenvorfall der gesamten Bandscheibe der Fall. In diesen Fällen können auch ernsthafte Vorerkrankungen außer Acht gelassen werden. Dass sich jedoch eine Querschnittlähmung durch einen Bandscheibenvorfall allein ausbildet, ist eine sehr seltene Komplikation des normalen Verlaufes. Absolut oder dringlich notwendig ist eine Operation auch bei innerhalb kurzer Frist akut aufgetretenen und rasch fortschreitenden Lähmungen von funktionell wichtiger Muskulatur (z. B. Fußheber; Oberschenkel).

Bei einer relativen Operationsindikation bestimmt das Ausmaß der Schmerzen und die bisherigen Therapieerfolge die Operationsnotwendigkeit. Immer sollte eine konservative Therapie von mindestens 2–3 Wochen versucht werden, um erkennen zu können, ob mit dieser Behandlung eine Linderung erreicht werden kann. Sollte der Patient die Hoffnung verloren haben, dass durch die bisher durchgeführte konservative Therapie eine Linderung eintritt, ist ein operativer Eingriff gerechtfertigt. Längeres Zuwarten bei einer nicht erfolgreichen konservativen Therapie führt dazu, dass die Schmerzen im Schmerzgedächtnis abgespeichert werden und auch bei erfolgreicher Dekompression weiter den Patienten beeinträchtigen.

Relative Notwendigkeit einer Operation.

Früher hat man ausschließlich schwere neurologische Ausfälle wie Lähmungen oder Reflexstörungen als Indikation zu einer Operation angesehen. Jetzt steht mehr die Lebensqualität des Patienten im Vordergrund, jedoch immer unter der Voraussetzung, dass die bildgebende Diagnostik eines Bandscheibenvorfalles mit der klinischen Symptomatik zu vereinbaren ist. Auch wiederholte Episoden von Bandscheibenvorfällen, die jeweils konservativ behandelt werden konnten, können im Einzelfall einen operativen Eingriff rechtfertigen, wenn die Erwerbsfähigkeit durch diese häufig notwendigen Maßnahmen gefährdet wird (soziale Indikation).

Wann sollte nicht operiert werden?

Sind die Voraussetzungen für eine Operation erfüllt und sind die Gründe, die gegen sie sprechen könnten, berücksichtigt worden, so sollte operiert werden.

Nicht operiert werden darf bei reinem Rückenschmerz ohne eindeutigen Nachweis eines Bandscheibenvorfalls. Auch sollte bei nachgewiesenem Bandscheibenvorfall in der bildgebenden Diagnostik und alleinigen Rückenschmerzen die Operationsindikation nur mit äußerster Zurückhaltung gestellt werden, da möglicherweise andere Erkrankungen, z. B. durch ein Missverhältnis zwischen Beanspruchung und Belastbarkeit der einzelnen kleinen Wirbelgelenkanteile, vorliegen (Arthrose der kleinen Wirbelgelenke; so genanntes Facetten-Syndrom: siehe S. 44). Eine operative Dekompression des Nervs ist in diesen Fällen zwecklos und bringt keine Besserung.

Zurückhaltung ist auch dann geboten, wenn der Patient Misstrauen gegenüber einer Operation hegt und die soziale Situation die Beschwerdesymptomatik beeinflusst. So kann es durchaus sinnvoll sein, bei älteren Arbeitnehmern, die schwere körperliche Arbeit zu verrichten haben, einen Rentenantrag zu erwägen, sofern sich die Beschwerden im Urlaub oder während der Arbeitsunfähigkeit deutlich bessern. Allerdings wird diese Indikation nicht nur von medizinischen, sondern auch von sozialpolitischen Überlegungen bestimmt. Es ist auch daran zu denken, dass sich seelische Probleme gelegentlich in (psychogenen) Kreuz-Bein-Schmerzen äußern können. Nicht zuletzt kommen auch andere nicht bandscheibenbedingte Ursachen für das Schmerzgeschehen in Frage.

> Bei jüngeren Patienten (unter 20 Jahre) sollten operative Eingriffe an der Bandscheibe nur mit äußerster Zurückhaltung erwogen werden. Dagegen stellen höheres Lebensalter und Übergewichtigkeit keine grundsätzliche Gegenanzeige (Kontraindikation) zur Operation dar. Allgemein, so auch in diesen Fällen, ist die Entscheidung für eine Operation immer auf den Rat suchenden Patienten abgestimmt.

Welche Komplikationen können auftreten?

Allgemeine, von dem Wirbelsäulen-Eingriff unabhängige Komplikationen treten in weniger als 1 Prozent aller Bandscheiben-Operationen auf. Hierunter fallen Entzündungen der Lunge und der Harnwege. Die Häufigkeit von Thrombosen und Lungenembolien ist durch die (medikamentöse) Vorbeugung (Prophylaxe) zurückgegangen.

Druckschäden, Überempfindlichkeitsreaktionen.

Je nach Lagerung während der Operation sind (selten) Druckschäden an der Haut, der Stirn und an den Arm- und Beinnerven denkbar. Auf die möglichen Lagerungsschäden ist im Aufklärungsgespräch vom Arzt hinzuweisen. Überempfindlichkeitsreaktionen auf vor, während und nach der Operation verabreichte Medikamente können vorkommen. Verstärkte Blutungen während der Operation oder Verletzung im Bauchraum (Gefäße, Harnleiter oder Darm) sind sehr selten (weniger als 1 bei 1000 Operationen), in der Regel aber gut beherrschbar.

Nervenstörungen.

Da bei der Operation die Nerven berührt werden müssen, sind Störungen des Gefühls, der Bewegungsfähigkeit der Beine und der Funktion von Blase und Darm nicht ausgeschlossen, auch sexuelle Störungen sind möglich. Alle diese Nervenstörungen sind selten (unter 1 Prozent) und häufig ist eine Besserung möglich. Selbstverständlich können sich Störungen der Nervenfunktion auch ohne eine Operation bei einem schicksalhaften Verlauf während einer konservativen Therapie entwickeln, was bei der Abschätzung der wirklichen Operationsrisiken zu berücksichtigen ist.

Wundheilungsstörungen, Infektionen.

Oberflächliche oder tiefer liegende Wundheilungsstörungen treten bei weniger als 1 Prozent der Operationen auf. Bedeutsam ist eine Infektion der Bandscheibe mit Übergreifen auf den Wirbelkörper, die mit dem Risiko einer weiteren Operation (Versteifung) verbunden sein kann.

Nach der Operation kann sich eine mangelnde Festigkeit (Instabilität) der Wirbelsäule entwickeln, die aber häufig durch Kräftigung der Muskulatur ausgeglichen (kompensiert) werden kann. Selten ist eine Versteifung notwendig (siehe S. 97 ff.).

Was geschieht nach der Operation?

Unmittelbar nach der Operation

Unmittelbar nach der Bandscheibenoperation können je nach Lagerung Schmerzen am Rippenbogenrand, am Brustkorb oder in den Kniegelenken bestehen. Diese bilden sich rasch zurück. Die Harnblase muss gelegentlich am Operationstag oder am ersten Tag nach der Operation mithilfe eines Katheters entleert werden. Die Darmtätigkeit normalisiert sich in der Regel 1–3 Tage nach der Operation. Schmerzlindernde Mittel verursachen unerwünschte Darmträgheit, dennoch ist eine ausreichende Gabe von Mitteln, die den Schmerz dämpfen und die Muskeln entspannen, erforderlich, um die Patienten möglichst rasch aufstehen (mobilisieren) lassen zu können.

Am Abend des Operationstages, spätestens jedoch am ersten Tag nach der Operation, kann aufgestanden werden. Die Dauer der Bettruhe ist aber auch abhängig von den gewählten Operationsverfahren. Früher bestand die Ansicht, dass Sitzen sehr schädlich sei und in den ersten Wochen vermieden werden sollte. Mit derartigen Verboten ist man jetzt zurückhaltend. Wird das (richtige!) Sitzen gut vertragen, bestehen hiergegen keine Bedenken. Je früher der Patient mobilisiert wird, umso mehr fasst er Zutrauen zu der Leistungsfähigkeit seiner Wirbelsäule. Das richtige Liegen im Bett und das Aufstehen müssen geübt werden. Drehbewegungen der Wirbelsäule sind immer zu vermeiden, da hierdurch Beschwerden ausgelöst werden. Im Übungsteil (siehe S. 160 ff.) wird beschrieben und dargestellt, wie der Patient sich in der unmittelbaren postoperativen Behandlungsphase richtig verhält.

Verhalten nach der Operation

Wirbelsäulen- und Muskeltraining ist unbedingt notwendig.

Auch nach der Entlassung aus dem Krankenhaus muss die physiotherapeutische und gelegentlich medikamentöse Behandlung unter ärztlicher Aufsicht fortgeführt werden. Sie ist wesentlicher Teil der Gesamtbehandlung im Rahmen einer Bandscheibenoperation. Die Art und das Ausmaß der Nachbehandlung hängen aber auch von den persönlichen und örtlichen Lebensumständen des Kranken ab. Eine Anschlussheilbehandlung kann sinnvoll sein, um den Operierten langsam an die Belastungen des täglichen Lebens heranzuführen. Das erlernte Wirbelsäulen- und Muskeltraining muss auf jeden Fall weitergeführt werden. Ebenfalls sollte daran gedacht werden, dass jedes Übergewicht eine zusätzliche Belastung für die Wirbelsäule ist.

Jeder Operierte muss lernen, sein eigenes körperliches Leistungsvermögen sinnvoll abzuschätzen. Dies gilt sowohl für den beruflichen als auch für den privaten Lebensbereich, aber auch für das sexuelle Verhalten nach der Operation. Die Zeit der körperlichen Schonung nach der Operation, die der Patient zur Sicherung des Behandlungserfolges nutzen sollte, beträgt, individuell unterschiedlich, gewöhnlich 6–8 Wochen oder auch in seltenen Fällen länger. Dies hängt vom Schweregrad der Nervenschädigung vor der Operation ab, von dem Wirbelsäulenbefund, von den Folgen möglicher operativer Komplikationen und letztlich von der Befindlichkeit des Patienten.

Allgemein gültige Richtlinien, was dem einzelnen Patienten nach einer Bandscheibenoperation erlaubt ist und was nicht, sind schwer aufzustellen. Ebenso wenig lassen sich verbindliche Anweisungen erteilen, die das Wiederauftreten von Beschwerden oder die Wiederholung eines Bandscheibenvorfalles verhindern können. Normalerweise kann der Patient nach erfolgreicher Operation und Nachbehandlung seinen familiären, gesellschaftlichen und beruflichen Verpflichtungen wieder nachkommen. Nur in wenigen Ausnahmefällen ist eine berufliche Umschulung nach einer Bandscheibenoperation notwendig. Auch sportliche Betätigung kann wieder aufgenommen werden, sofern bei zunehmender Belastung keine wesentlichen Beschwerden auftreten.

Letztlich aber wird das Ergebnis einer Bandscheibenoperation wesentlich vom Verhalten des Patienten in der Zeit nach der Operation beeinflusst: Hat er gelernt, sich wirbelsäulenbewusst zu bewegen und zu leben, wird der Betroffene in Erinnerung an die Schmerzen vor der Operation mit dem erreichten Behandlungserfolg zumeist zufrieden sein.

Schmerzen nach der Operation

Bei vorübergehenden postoperativen Schmerzen ist es Aufgabe des Arztes, den verängstigten Patienten zu beruhigen, indem er ihm die Gründe dafür verständlich erläutert.

Durch die Korrektur der Fehlbeanspruchung kann es zu Schmerzen kommen.

Nach anfänglicher Beschwerdefreiheit kann es etwa zwischen dem 3. und 5. Tag nach der Operation zu erneuten, dann oft andersartigen Schmerzen kommen, die mit der Mobilisation in Zusammenhang stehen. Die gewöhnlich lange bestehende Fehlstellung der Wirbelsäule vor der Operation hatte Auswirkungen auf die Wirbelgelenke, den Bandapparat und auch die Muskelansätze. Diese verkürzen sich einseitig mit Teilen der durch Fehlbeanspruchung oft schon bindegewebig degenerierten Muskulatur. Nachdem die Schmerzursache, der Bandscheibenvorfall, beseitigt worden ist, werden die Stellung der fehlbelasteten Gelenke korrigiert und die Bänder und die Muskulatur zu Beginn der postoperativen Mobilisation gedehnt. In dieser Phase der »Umgewöhnung« kann es deshalb zu Schmerzen kommen.

Sind nach der Operation die Beinschmerzen zwar gebessert, aber entgegen den Erwartungen des Patienten nicht verschwunden, können Vernarbungen innerhalb der Nervenwurzeln die Ursache sein. Diese Vernarbungen sind Folge des Drucks, die der Bandscheibenvorfall auf die Nervenwurzel ausgeübt hat. Dadurch können Fehlregulationen – insbesondere der schmerzleitenden Nervenfasern – zu Schmerzen führen. Dies umso mehr, als die Nervenwurzeln unter Umständen aufgrund des nachlassenden äußeren Druckes anschwellen. Unter der Behandlung von abschwellenden Medikamenten bessern sich diese Schmerzen erfahrungsgemäß, manchmal »verdämmern« sie erst nach Wochen oder Monaten.

Allerdings sollte der Patient auch wissen, dass es dem Arzt nicht immer möglich ist, für alle Schmerzzustände eine eindeutige Ursache zu ermitteln.

Ursachen für unverändert bestehende Schmerzen nach der Operation.

Unverändert bestehende Schmerzen machen den Patienten verständlicherweise unzufrieden und sind zudem problematisch in Bezug auf die Behandlung. Ursache für diese Schmerzen könnte sein, dass bei der Operation der Vorfall übersehen bzw. nicht gefunden oder der Zugang, dadurch bedingt die Öffnung des Wirbelkanals, zu klein gewählt wurde, so dass die oft ergänzend notwendige knöcherne Entlastung der Nervenwurzel unzureichend blieb (vor allem bei knöchern verursachten Schmerzen, z. B. Wirbelkanalstenosen). Operationskomplikationen können ebenso für den negativen Krankheitsverlauf verantwortlich sein. Zu nennen ist neben weiteren Möglichkeiten die falsche Operationsindikation, aber auch zu hohe Erwartungen des Patienten an das Operationsergebnis.

Narbenbildungen können neue Schmerzen verursachen.

Neu aufgetretenen (anhaltenden) Schmerzen können Narbenbildungen im operierten Bereich zugrunde liegen. Allerdings ist zu berücksichtigen, dass jede Operation Narben hinterlässt. Auch gibt es übermäßige Narbenbildung bei einer entsprechenden Veranlagung des Patienten oder bei ungünstigem Operationsverlauf mit starken Blutungen. Allerdings sollten diese Ursachen nicht überbewertet werden, da auch bei erfolgreich operierten und beschwerdefreien Patienten Narben nachzuweisen sind. Da Narben den Nerven im Wirbelkanal fixieren, kann der Nerv nicht ausweichen, falls ein erneuter Bandscheibenvorfall (»Rezidiv«) auf diesen Nerven trifft. Nur in diesem Falle kommt den Narben eine ursächliche Bedeutung für Schmerzen zu. Aber auch ohne Operation wäre der Nerv durch einen Bandscheibenvorfall fixiert gewesen und ein weiterer Vorfall hätte ebenfalls erneut Beschwerden verursacht.

Schmerzen nach einer Operation können auch durch eine Entzündung der Bandscheibe und des Wirbelkörpers (Spondylodiszitis) entstehen. Ebenso ist eine Instabilität nach dem operativen Eingriff denkbar und kann zu lokalen belastungsabhängigen Rückenschmerzen führen.

Das Bandscheibenvorfall-Rezidiv

Ein Bandscheibenvorfall aus der zuvor operierten Bandscheibe, also ein erneuter Bandscheibenvorfall (Rezidiv), kann für anhaltende oder neue Schmerzzustände verantwortlich sein. Ein Rezidiv kann nach Wochen und Monaten, aber auch noch nach Jahren auftreten. Selten geschieht dies während des stationären Aufenthalts. Ein Rezidiv eines Bandscheibenvorfalls muss als ein normales Risiko nach einer Bandscheibenoperation angesehen und einkalkuliert werden.

Die Häufigkeit, dass nochmals eine Operation an derselben Stelle notwendig wird, liegt bei 5 Prozent. Dies liegt daran, dass bei Operationen vom Rücken her, wie beschrieben, nicht die gesamte Bandscheibe aus dem Zwischenwirbelraum entfernt wird, so dass immer noch Bandscheibenanteile durch den Riss im Faserring in den Wirbelkanal hineinrutschen können. Nicht nur durch den Riss im Faserring auf der operierten Seite kann Bandscheibengewebe wieder in den Wirbelkanal eindringen, sondern es können auch neue Risse auf der anderen Seite sowie in den anderen Bandscheiben entstehen. In diesem Fall handelt es sich nicht um ein Bandscheibenvorfall-Rezidiv, sondern um eine Neuerkrankung.

Wieso kann eine erneute Operation notwendig werden?

Das Postdiskektomie-Syndrom

Anhaltende Schmerzen, lokal und oft untypisch ausstrahlend (pseudoradikulär), verbunden mit schmerzhafter Steifigkeit der Lendenwirbelsäule, sind Hinweise auf einen Zustand, der nur nach offenen Operationen und perkutanen Eingriffen an der Bandscheibe auftritt. Man spricht dann von einem Postdiskektomie-Syndrom. Der Begriff ist nicht glücklich gewählt, da diese Beschwerden auch dann eintreten, wenn nur der Bandscheibensequester aus dem Wirbelkanal entfernt wird und an der Bandscheibe selbst keine weiteren operativen Manipulationen vorgenommen wurden. Diese Krankheitsbezeichnung wird aber immer dann verwendet, wenn die eigentliche Ursache der nach der Operation auftretenden Symptome noch nicht gefunden wurde.

Als Ursache kann eine Instabilität in dem operierten Bewegungssegment in Frage kommen. Diese ist nicht nur Folge der Bandscheibenoperation, sondern auch der Bandscheibendegeneration, die bereits zuvor zu einer Fehlbelastung der Wirbelbogengelenke geführt hat. Ursa-

Ursache: Instabilität im operierten Bereich.

che ist dann eine Überlastung der Wirbelbogengelenke, die bis zur schmerzhaften Arthrose der Wirbelbogengelenke führen kann. Als letzte Behandlungsmöglichkeit kommt hier eine Versteifung dieses gelockerten Bewegungssegmentes in Frage, jedoch gibt es auch Operationsverfahren, bei denen die Bewegung nur zum Teil eingeschränkt wird (siehe S. 101 ff.).

Ursache: erneuter Bandscheibenvorfall.

Eine weitere Ursache eines Postdiskektomie-Syndroms kann ein Bandscheibenvorfall-Rezidiv sein, das wegen einer Narbenbildung nicht immer leicht zu erkennen ist. Eine spezielle bildgebende Diagnostik mit Darstellung des Narbengewebes durch ein Kontrastmittel ist hierzu notwendig. Selbst kleine Sequester können zu einer erheblichen Schmerzsymptomatik führen, da die Nervenwurzel, die in dem Narbengewebe eingebettet ist, nicht ausweichen kann. Ohne eine zusätzliche Kompression durch einen Bandscheibenvorfall würden jedoch Narben allein nicht zu Schmerzen oder zu einem Postdiskektomie-Syndrom führen.

Behandlungsversagen – was nun?

Allgemeine Schmerzbehandlung

Wo und wie kann der Schmerz behandelt werden?

Die Zahl niedergelassener Schmerztherapeuten, vielfach Anästhesisten, Orthopäden und die Gründungen von Schmerzambulanzen und Schmerzkliniken sowie die Entwicklung neuer Schmerzmittel und Operationsverfahren zur Schmerzbekämpfung zeigen, welche Aufmerksamkeit den besonderen Problemen des »Schmerz«-Patienten gewidmet wird. Bei Bedarf empfiehlt sich die Überweisung in eine entsprechende Arztpraxis oder Einrichtung, die in der Behandlung des »Wirbelsäulengeschädigten« vertraut sein sollte. Bei dieser Patientengruppe nehmen erfahrungsgemäß neben dem organischen Schmerzbild psychosoziale Probleme Einfluss auf das Schmerzgeschehen. Diese bedürfen einer einfühlsamen, verständnisvollen Gesprächsführung und Behandlung. Wenn physiotherapeutische Maßnahmen und eine konventionelle Schmerzbehandlung versagen und beim chronifizierten radikulären Schmerz die Einspritzung in den Wirbelkanal mit Kortisonsteroiden (epidurale Injektionen) ohne Wirkung bleibt, stehen noch operative Behandlungsmethoden zur Verfügung.

In Übereinstimmung mit der Deutschen Gesellschaft zum Studium des Schmerzes ist eine Behandlung mit Kochsalzlösungen ([isotone, 0,9 Prozent] und hypertone [10 Prozent] NaCl-Lösungen) jeweils alleine oder in Kombination mit anderen Substanzen wegen fraglicher therapeutischer Wirkung und möglicher Komplikationen nicht zu empfehlen. Bei dieser Behandlung werden die Lösungen über einen in den Wirbelkanal auf die harte Rückenmarkshaut (epidural) eingelegten Katheter eingebracht.

Operative Schmerzbehandlung

Hierbei werden Methoden angewendet, die, vereinfacht dargestellt, die »Weiterleitung schmerzhafter Signale blockieren können«. Zunächst kann man versuchen, das Behandlungsziel möglichst wenig invasiv mit der transkutanen elektrischen Nervenstimulation (TENS) zu erreichen. Diese nicht-schmerzhafte Reizung durch die Haut wird mittels kleiner batteriegespeister Reizgeräte durchgeführt. Es sollten hierbei moderne 2-Kanal-Geräte zum Einsatz kommen, die ein Anbringen der Elektroden über dem Rücken und eventuell dem betroffenen Bein ermöglichen. Die TENS-Methode ist einfach anwendbar, komplikationsarm und ohne negativen Gewöhnungseffekt.

Mit TENS kann sich der Patient selbst behandeln.

Eine weitere Behandlungsmöglichkeit, die sich bei anhaltenden (chronischen) Schmerzen, insbesondere dem Postdiskektomie-Syndrom, anbietet, wenn Medikamente oder Injektionsbehandlungen versagt haben, ist die epidurale Rückenmarkstimulation (SCS = spinal cord stimulation). Wissenschaftliche Untersuchungen haben ergeben, dass der ausstrahlende Beinschmerz beim Postdiskektomie-Syndrom, der wahrscheinlich durch eine narbige Umwachsung oder eine Verletzung der Nervenwurzel entstanden ist, bei ca. 50–60 Prozent der Patienten gut behandelbar ist. Der oft gleichzeitig bestehende Rückenschmerz ist dagegen mit dieser Methode weniger gut zu behandeln.

Auch das Stimulationsgerät für SCS kann der Patient selbst bedienen.

Bei dieser Methode werden die Elektroden entweder durch eine Hohlnadel durch die Haut (perkutan) oder operativ auf die Rückenmarkshaut platziert. Während der Operation wird bereits getestet, ob der schmerzhafte Bezirk durch ein von der Reizung (Stimulation) bedingtes angenehmes Kribbeln überdeckt werden kann und der Schmerz verringert wird. Nach einer etwa einwöchigen Testphase wird in einem zweiten kleinen Eingriff ein Impulsgeber unter die Haut eingepflanzt (implantiert) und mit der Elektrode verbunden. Über ein Handprogrammiergerät lernt der Patient nach einer Einweisung, sein Stimulationsgerät selbst zu bedienen und an seine persönlichen Bedürfnisse anzupassen.

> Diese Methode kann bei zurückhaltender Indikationsstellung und unter Beachtung bestehender Gegenanzeigen (Kontraindikationen) für viele chronische Schmerzpatienten mit radikulär ausstrahlenden Schmerzen wirksame Hilfe und Erleichterung bringen.

Behandlungsmöglichkeiten von postoperativen chronischen Kreuzschmerzen.

Bei Patienten, die überwiegend an postoperativen chronischen Kreuzschmerzen (Lumbalgien) leiden, ist eher eine Opiattherapie über ein Pumpensystem geeignet, falls alle anderen Maßnahmen (physikalische, medikamentöse, verhaltenstherapeutische, neuerdings auch Schmerzbeherrschung mit Biofeedback) versagt haben. Eine dauerhafte Anwendung von Medikamenten über ein implantiertes Pumpsystem muss im Hinblick auf bestehende operative Risiken und medikamentöse Nebenwirkungen auch in der Langzeittherapie mit dem Betroffenen kritisch erörtert werden. Maßnahmen, die die Nervenleitung unterbrechen oder die Nervenfasern zerstören, kommen für die Schmerztherapie nicht mehr in Frage. Einzige Ausnahme ist die Zerstörung der Nerven, die die Facettengelenke versorgen, durch Wärme oder Kälte (so genannte Thermo- oder Kryorhizotomie der Facettengelenke). Diese Methode ist angezeigt, wenn vorher durch gezielte wiederholte Injektionen an die kleinen Wirbelgelenke ein falsch- (pseudo-) radikulärer Schmerz – mit Ausstrahlung in das Gesäß und den Ober- und Unterschenkel – beseitigt wird. Durch eine röntgenkontrollierte Hitze- oder Kälteläsion der kleinen, die Wirbelgelenke (Facetten) versorgenden Nerven, kann eine mehrmonatige Schmerzfreiheit erzielt werden, die genutzt werden muss, um mit physiotherapeutischen Maßnahmen den Schmerzkreislauf anhaltend zu durchbrechen.

Für die Wirksamkeit der neuerdings empfohlenen Methode zur Schmerzbehandlung der Nervenwurzel mit gepulster Radiofrequenz gibt es bislang keine wissenschaftlichen Belege.

Operationen zur Erweiterung des engen Wirbelkanals

Ursachen für einen verengten Wirbelkanal.

Normalerweise haben die Nervenfasern im Wirbelkanal ausreichend Platz. Sie sind von Nervenwasser umgeben (siehe S. 20). In diesem Nervenwasser haben auch die Blutgefäße Platz, die den Stoffwechsel der Nerven regulieren. Bei Verschleiß der Wirbelgelenke können diese sich so verändern, dass überschüssiges Knochengewebe den Wirbelkanal einengt und dort die Nerven zusammenpresst (komprimiert). Auch Gelenkzysten oder ein verdicktes Band (Ligamentum flavum) zwischen den Wirbelbögen kann sich in den Wirbelkanal vorwölben und die Nerven komprimieren (Abb. 23a). Im Endstadium können zudem die Gelenke eine Verschiebung des oberen Wirbels nach vorn (Spondylolisthesis) nicht mehr aufhalten. Hierdurch wird der Kanal noch mehr eingeengt. Nicht nur die Nerven, auch die Blutgefäße werden dann stark komprimiert (Wirbelkanalstenose).

Folgen eines verengten Wirbelkanals.

Infolge des verengten Wirbelkanals kommt es bei Bewegung des Patienten zu einem allgemeinen Druck auf die Nervenfasern, die im Lendenwirbelkanal verlaufen. Es kommt zu erheblichen Schmerzen beim Gehen; manchmal ist die Gehstrecke auf weniger als 100 Meter eingeschränkt (»Claudicatio intermittens der Cauda equina«). Dieses Krankheitsbild, das bei Männern häufiger als bei Frauen beobachtet wird, äußert sich charakteristischerweise dadurch, dass die Beinschmerzen beim Bergabgehen stärker werden und in Ruhe durch leichte Rumpfvorbeugung verschwinden: Die Kranken spüren, wenn sie sich nach vorn beugen und sich an einem Tisch, einer Stuhllehne oder einer Parkbank abstützen (»Parkbank-Phänomen«), eine deutliche Schmerzerleichterung. Auch Sitzen oder Rad fahren beeinträchtigt die Patienten nur wenig.

Was wird bei der Operation gemacht?

Als einzige ursächliche Behandlung bleibt nur die Operation übrig. Wie bei der Bandscheibenoperation wird die Rückfläche der Wirbelsäule dargestellt. Während beim Bandscheibenvorfall in der Regel nur eine Bandscheibe betroffen ist, muss bei einem verengten Wirbelkanal nicht selten in zwei oder mehr Etagen der Wirbelkanal erweitert werden. Mit Stanzen, kleinen Knochenmeißeln oder auch mit hochtourigen Spezialfräsen wird die Verengung beseitigt, bis alle Nerven freiliegen und auch die Blutgefäße nicht mehr komprimiert sind.

Zur ausreichenden Dekompression kann eine Laminektomie (Entfernung der beiden Wirbelbögen und des Dornfortsatzes: Abb. 23b) in ei-

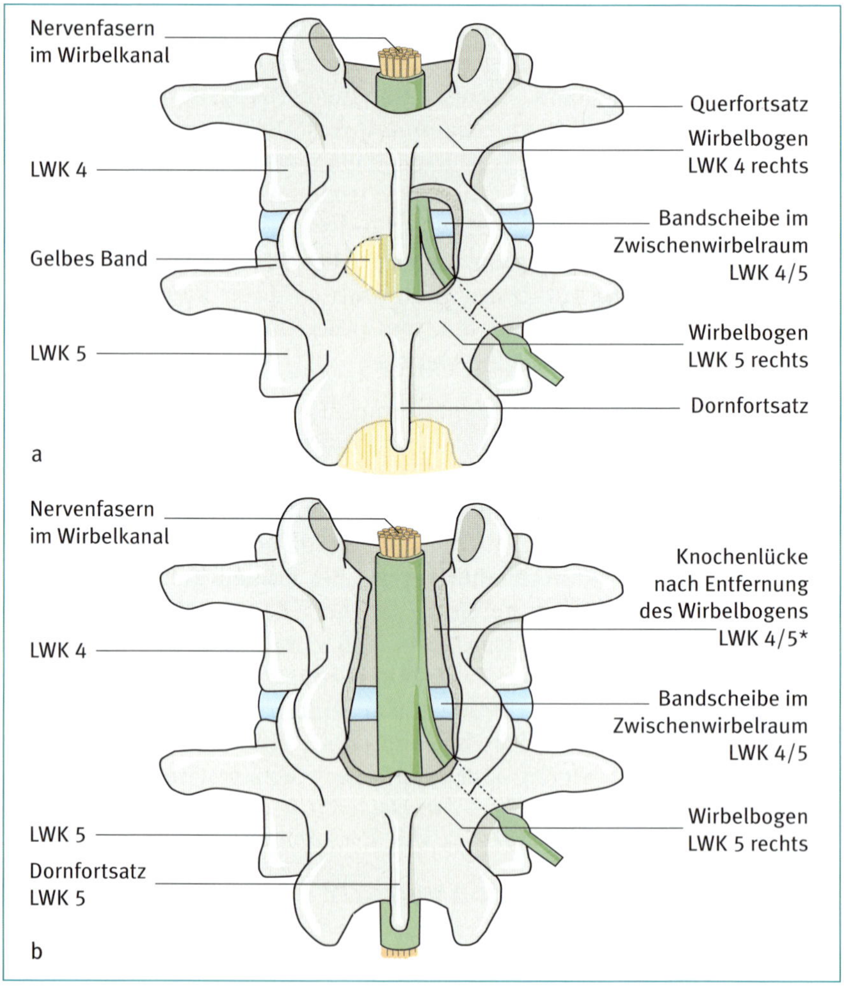

Abb. 23: a) Fensterungsoperation nach Entfernung des gelben Bandes mit Nervenwurzelabgang in Bezug zur 4. Lendenbandscheibe (Aufsicht von hinten);
b) Entfernung von Dornfortsatz und der Wirbelbögen beidseitig (Laminektomie) mit Nervenwurzelabgang L5 in Bezug zur 4. Lendenbandscheibe (Aufsicht von hinten).
*Bei einseitiger Wirbelbogenentfernung: Hemilaminektomie

nem oder mehreren Segmenten notwendig sein. Dies ist immer mit dem Risiko verbunden, dass die Verbindung der Wirbel untereinander zu locker wird (Instabilität). Besteht schon vorher eine Verschiebung oder ist diese aufgrund der Ausgangsbedingungen zu befürchten, muss in der Regel nach der Dekompression sofort eine Versteifung der gelockerten Segmente vorgenommen werden (siehe S. 99).

Moderne Operationsverfahren versuchen die Stabilität der Wirbelsäule zu erhalten. Nur von einer Seite wird der Wirbelkanal eröffnet. Auf der Operationsseite kann herkömmlich erweitert werden. Auf der Gegenseite wird der Wirbelkanal mit feinen Stanzen und Meißeln oberhalb der Nerven, jedoch innerhalb des Wirbelkanals, sozusagen von innen her ausgehöhlt. Um sicher arbeiten zu können, ist ein Operationsmikroskop hilfreich. Die äußeren Anteile der Wirbelbögen und Gelenke bleiben bestehen und sichern die Stabilität. Bei diesem Verfahren (»undercutting«) kann auf eine Versteifung verzichtet werden.

Welche Komplikationen können auftreten?

Komplikationen entsprechen denen der Bandscheiben-Operation. Das Risiko einer Instabilität ist jedoch höher, auch dauert es länger, bis die volle Belastungsfähigkeit der Wirbelsäule wieder erreicht wird. Die Gehstrecke wird jedoch meist unmittelbar nach der Operation länger.

Was geschieht nach der Operation?

Die Nachbehandlung entspricht der Behandlung nach der Operation eines Bandscheibenvorfalls. Wegen des erhöhten Risikos einer Instabilität sollte auf eine stabilisierende, weniger auf eine mobilisierende physiotherapeutische Behandlung Wert gelegt werden. Übergewicht sollte reduziert werden, da dieses eine große Belastung für die operierte Wirbelsäule ist (siehe Abb. 11).

Operationen zur Versteifung

Verschleißerkrankungen der Bandscheiben können den Zusammenhalt der gegeneinander beweglichen Wirbel stören, so dass die Wirbel sich stärker gegeneinander verschieben können. Die Muskulatur muss dann aktiv diesen Prozess bremsen, was zu einer schmerzhaften Überlastung führen kann. Eine operative Versteifung ist dann der einzige Ausweg.

Was wird bei der Operation gemacht?

Eine dauerhafte Versteifung wird an der Lendenwirbelsäule nur dann erreicht, wenn es zu einer knöchernen Verbindung der beiden Wirbel kommt. Hierzu muss immer körpereigener Knochen, bevorzugt aus dem Beckenkamm, entnommen und an die gelockerten Wirbel angelegt werden. Der Knochen wächst jedoch nur dann an, wenn keine starken Verschiebungen der Wirbel zueinander auftreten, weil dabei die Blutgefäße, die für das Anwachsen notwendig sind, zerstört werden. Man muss daher die Wirbelsäule für diesen Einheilungsprozess ruhig stellen. Bettruhe allein reicht nicht, daher werden die Wirbel mit Schrauben und Stäben aus Titan miteinander verbunden. In den Bandscheibenraum werden Hohlkörper aus Titan oder zunehmend aus Kunststoffen eingelegt, die mit körpereigenem Knochen gefüllt sind. In der Zukunft ist aber zu erwarten, dass Knochen-Ersatzstoffe eine Knochenentnahme aus dem Beckenkamm überflüssig machen.

Die Versteifung kann vom Rücken her, aber auch von vorn durch den Bauchraum oder von seitlich erfolgen. Bei ausgeprägter Instabilität ist auch eine Versteifung von vorn und hinten (so genannte 360-Grad-Fusion) oder von hinten und von der Seite (270-Grad-Fusion) notwendig.

> Neuere Verfahren erlauben es, durch einen einzigen Schnitt am Rücken die Wirbel mit Stäben und Schrauben von hinten und zusätzlich durch Hohlkörper im Bandscheibenraum zu versteifen. Auch bei der Versteifung werden minimal-invasive Techniken erfolgreich eingesetzt.

Versteifung mit Stäben und Pedikelschrauben

Von hinten werden Schrauben durch die beiden Bogenwurzeln bis in die zu versteifenden Wirbel eingedreht (Pedikelschrauben). Die Schrauben werden dann mit Längsträgern fest verbunden. Man kann so zwei oder mehrere Wirbel fest miteinander verbinden. Zusätzlich muss an die Querfortsätze immer Knochen angelagert werden, damit es zu einer dauerhaften Versteifung kommt (siehe Abb. 23a, S. 96). Als Alternative ist ein zusätzlicher Hohlkörper möglich, der eine knöcherne Überbrückung im Zwischenwirbelraum möglich macht.

Einbringen von Hohlkörpern in den Zwischenwirbelraum

Beim Zugang zum Zwischenwirbelraum von hinten (**PLIF** = Posterior Lumbar Interbody Fusion) wird nach Eröffnen des Wirbelkanals die Bandscheibe von beiden Seiten entfernt und dann auf jeder Seite ein mit Knochen gefüllter Hohlkörper von hinten in den Zwischenwirbelraum eingeschoben. Sollen die Hohlkörper von hinten, aber mehr von der Seite eingebracht werden, müssen die Wirbelbogengelenke entfernt werden (**TLIF** = Transforaminal Lumbar Interbody Fusion).

Beim Zugang zum Zwischenwirbelraum von vorn (**ALIF** = Anterior Lumbar Interbody Fusion) wird ohne Eröffnen des Wirbelkanals der Hohlkörper über einen Zugang durch die Bauchhöhle in den Zwischenwirbelraum eingeschoben. Auch ein seitlicher (retroperitonealer) Zugang ist möglich und hat den Vorteil, dass die Bauchhöhle nicht eröffnet werden muss.

Wann wird operiert?

Eine Versteifung ist dann sinnvoll, wenn in Röntgen-Funktionsaufnahmen eindeutig eine Lockerung (Instabilität) der Lendenwirbelsäule zu erkennen ist und erhebliche (chronische), mit anderen konservativen Maßnahmen nicht behandelbare Rückenschmerzen bestehen. Sie ist auch dann angezeigt, wenn abzusehen ist, dass bei einem Eingriff zur Erweiterung des Wirbelkanals eine Lockerung unausweichlich entsteht.

Welche Komplikationen können auftreten?

Die Komplikationen entsprechen denen der Bandscheiben-Operation. Zusätzlich können sich Probleme beim Einbohren der Schrauben in die Wirbel ergeben. Verletzungen von Nerven mit dauerhaften Folgen sind hierbei jedoch in weniger als 1 Prozent zu befürchten.

Nicht immer kommt es zu der gewünschten Versteifung. Häufig liegt es daran, dass der Knochen nicht einheilt. Raucher sind besonders betroffen, da ihre Gefäße oft geschädigt sind. Aber auch bei Verminderung oder Verlust von Knochensubstanz mit der Gefahr auftretender Wirbelbrüche (Wirbelkörper-Osteoporose) oder die Einnahme bestimmter Medikamente (z. B. Kortison) beeinträchtigen die Einheilung.

Die Implantate versagen dann und brechen; es entsteht eine »Falschgelenkbildung« (Pseudarthrose). Moderne Techniken versprechen auch hier Hilfe. Meist muss aber die Strecke, die zu versteifen ist, verlängert werden.

Was geschieht nach der Operation?

In der Regel kann der Patient sofort nach der Operation das Bett verlassen, da die Implantate eine ausreichende Sicherheit bieten. Voll belastbar ist die Wirbelsäule aber erst nach 6 bis 12 Monaten. Eine physiotherapeutische Behandlung zur Stärkung der Rumpfmuskulatur ist unbedingt erforderlich. Auch sollte Übergewichtigkeit vermindert werden, um die Wirbelsäule zu entlasten.

Operationen bei Verschleiß der Bandscheibe

Indirekte Verfahren

Implantate auf Zeit oder lebenslang.

Wenn sich durch konservative Behandlungsmaßnahmen der Rückenschmerz nicht bessert, kann auch eine mechanische Entlastung der Bandscheiben sinnvoll sein. Durch Einbringen fester Teile (Implantate), die für einen begrenzten Zeitraum oder lebenslang Ersatzfunktionen übernehmen, werden die auf die Bandscheibe einwirkenden Belastungen auf den hinteren Teil der Wirbelsäule »umgeleitet« und so der Druck (»Stress«) auf die Bandscheibe reduziert. Die Bewegung bleibt »gebremst« erhalten.

Implantate, Titanschrauben.

Implantate aus Karbon werden fest zwischen die Dornfortsätze eingebunden und entlasten so die Bandscheibe. Bei einem anderen Verfahren werden in die Wirbelkörper Titanschrauben eingedreht. Statt mit Stäben wie bei der »richtigen« Versteifung (siehe S. 98 f.) werden die Schrauben mit Kunststoffdämpfern auf jeder Seite verbunden, die das Bewegungsausmaß einschränken, aber nicht vollständig blockieren (»dynamische Stabilisierung«).

Diese indirekten Verfahren sind schon lange bekannt, werden ständig verbessert und sind jetzt auch minimal-invasiv durchführbar. Eine abschließende Bewertung ihrer Wirksamkeit steht aber noch aus. Möglicherweise wird man aber bei diesen Erkrankungen nie den wissenschaftlichen Beweis ihrer Wirksamkeit erbringen können, da unter den Patienten die Ausgangsbedingungen, aber auch die Ansprüche an diese Verfahren zu unterschiedlich sind.

Direkte Verfahren

Bei der intradiskalen Elektro-Wärme-Therapie (**IDET**) wird eine Wärmesonde in örtlicher Betäubung durch die Haut (perkutan) in die Bandscheibe eingeführt und ihre Spitze anschließend erwärmt. Die Überwärmung des äußeren Drittels des Faserringes auf etwa 42 bis 46 °C ist ausreichend, um die Nervenendigungen (Schmerzrezeptoren) zu zerstören. Im Inneren des Faserringes werden Temperaturen von 65 °C bis 75 °C erzeugt, um die Kollagenfasern zu zerstören. Hierdurch soll es zu Verklebungen, Vernarbungen und zu einer Schrumpfung des Faserringes kommen. Dies führt zu einer besseren Festigkeit der Bandscheibe, soll die Schmerzen reduzieren und einem Vorfall von Bandscheibenanteilen vorbeugen. Diese minimal-invasive Methode hat den Vorteil, dass sie den Patienten nur gering belastet, aber den Nachteil, dass nur wenige unabhängige Studien vorliegen, die ihre Wirksamkeit beweisen. Für die Behandlung eines Bandscheibenvorfalls oder einer Wirbelkanal-Verengung ist dieses Verfahren ungeeignet.

Die unterschiedliche Überwärmung des Faserrings durch eine Wärmesonde führt zu einer Festigung der Bandscheibe und zu einer Schmerzreduzierung.

Seit den 70er-Jahren wird versucht, die degenerierte Bandscheibe durch eine Bandscheiben-Prothese zu ersetzten, um die Beweglichkeit zu erhalten. Für die Gesamtbeweglichkeit der Lendenwirbelsäule ist die Versteifung von einem Bewegungssegment zwar nur von geringer Bedeutung, viel bedeutsamer ist aber die Überlastung der angrenzenden Bandscheiben. Diese degenerieren schneller. Um diesen Nachteil bei einer Versteifung zu umgehen, ist in besonderen Fällen der Einsatz einer Prothese zu erwägen.

Bandscheiben-Prothese.

Eine Bandscheiben-Prothese soll:

- ein falsches Bewegungsmuster zwischen zwei Wirbeln berichtigen (korrigieren),
- den Abstand zwischen den Wirbeln erhalten und eine Stellungskorrektur erlauben (Lordose),
- die normale Beweglichkeit der Wirbel untereinander über Jahre erhalten und
- die Schmerzen lindern und sowohl die Funktion als auch die Belastungsfähigkeit der Wirbelsäule wieder herstellen.

Bei der Operation wird vom Bauchraum aus die degenerierte Bandscheibe bis auf den Faserring entfernt und durch eine Prothese ersetzt: Je eine Platte (meist aus Metall) wird an den einander zugewandten Wirbelkörperflächen, den Deck- und Grundplatten der Wirbel fixiert, so dass über eine »Kugel« aus Kunststoff oder Keramik die Bewegung

Tab. 1: Übersicht über die Operationsverfahren

Krankheit	Operationsverfahren
Bandscheibenvorfall mit Kompression der Nerven	*Indirekte Dekompression* Chemonukleolyse (CNL) Automatisierte, perkutane, lumbale Diskektomie (APLP) Perkutane, endoskopische, lumbale Diskektomie (PELD) Perkutane, lumbale Laser-Diskektomie-Dekompression (PLDD) Periradikuläre Theapie (PRT) *Direkte Dekompression* Transforaminale endoskopische Dekompression Mikrochirurgische Dekompression
Verengung des Wirbelkanals	Laminektomie Undercutting des Wirbelkanals
Instabilität (Lockerung)	Versteifung mit Schrauben und Stäben Einsetzen von Hohlkörpern Vom Rücken: Posterior lumbar interbody fusion (PLIF) Von der Seite: Transforaminal lumbar interbody fusion (TLIF) Vom Bauchraum: Anterior lumbar interbody fusion (ALIF)
Verschleiß der Bandscheibe	*Indirekte Verfahren* Entlastung durch Implantate zwischen den Dornfortsätzen Dynamische Stabilisierung durch Schrauben und Kunststoffdämpfer *Direkte Verfahren* Intradiskale Elektro-Wärmetherapie (IDET) Bandscheibenprothese

zwischen diesen Platten stattfindet. Die Prothesen unterscheiden sich dadurch, ob die Bewegung zwischen den Wirbeln in allen Ebenen freigegeben ist oder durch die Konstruktion der Prothese eingeschränkt wird.

> Vor Einbringen (Implantation) einer Prothese muss sicher nachgewiesen sein, dass der Schmerz hauptsächlich von der degenerierten Bandscheibe stammt und nicht etwa von den Wirbelgelenken.

Der Einsatz der Bandscheibe sollte nur in Zentren erfolgen, die für diesen Eingriff spezialisiert sind, da noch nicht alle Auswirkungen und auch Nebenwirkungen bekannt sind. Nur diese Kliniken verfügen über die Erfahrung, die richtige Indikation zu stellen und die richtige Betreuung nach der Operation zu gewährleisten.

Bandscheibenersatz

Ausblick und Perspektive

Neue Möglichkeiten bei der Behandlung von Bandscheibenleiden.

In den letzten 20 Jahren richten sich die experimentellen wissenschaftlichen Aktivitäten zunehmend auf die Erforschung von Materialien und Methoden zum teilweisen oder vollständigen Ersatz degenerierter Bandscheiben. Die im Folgenden beschriebenen Materialien, Implantate und Verfahren sind noch überwiegend experimenteller Natur und keineswegs Routineverfahren. Sie eröffnen jedoch neue Perspektiven in der Behandlung von degenerativen Bandscheibenerkrankungen.

> Zur Zeit werden folgende unterschiedliche Bandscheibenphilosophien wissenschaftlich bearbeitet:
>
> - der künstliche Ersatz des Bandscheibenkerns
> - der totale Bandscheibenersatz (Prothese)
> - die biologische Bandscheibentransplantation

Künstlicher Ersatz des Bandscheibenkerns: Auf der Grundlage experimenteller Studien werden zurzeit in kontrollierten, wissenschaftlichen Studien unterschiedliche Implantate erprobt, welche den Bandscheibenkern ersetzen sollen. Diese Implantate bestehen in der Regel aus so genannten Hydrogelen. Das sind Materialien, welche in der Lage sind, Flüssigkeit aufzunehmen und unter Belastung abzugeben. Sie ahmen (»imitieren«) somit das Verhalten des normalen Bandscheibenkernes im Tagesrhythmus nach. Dieser künstliche Nucleus pulposus kann über minimal-invasive Zugänge eingebracht werden. Er soll die durch den Bandscheibenverschleiß herabgesetzte Bandscheibenhöhe zum Teil wieder herstellen und darüber hinaus den weiteren Verschleiß der Bandscheibe aufhalten.

Totaler Ersatz der Bandscheibe (Bandscheiben-Prothese): Prinzip des kompletten Bandscheibenersatzes ist es, die Bandscheibe bis auf Teile des Faserringes komplett zu entfernen und durch ein Implantat zu ersetzen. Dieses besteht in der Regel aus zwei metallenen »Endplatten«, welche in den angrenzenden Wirbeln verankert sind (siehe S. 101 ff.) und aus einem dazwischen liegenden »Inlay«, welches entweder aus Polyethylen-Kunststoff oder einer gummiartigen Substanz besteht.

Die sich aus der Bewegung ergebende (kinematische) Funktion der kleinen Wirbelgelenke (Facettengelenke: Abb. 4a und Seite 43) besteht in der Aufnahme von Druck- (Kompressions-) und Scher-Kräften (30 Prozent). Nach einer Bandscheibenoperation führt der Höhenverlust des Bandscheibenzwischenraumes zu einer Zunahme der Beweglichkeit in diesem Segment. Damit verändert (degeneriert) sich das Facettengelenk und es entsteht eine Gelenksarthrose oder eine bereits vorhandene verschlechtert sich. Das wiederum führt zu Schmerzen. Aus dieser Erfahrung heraus wurde ein neues Zwischenwirbel-Implantat-Design entwickelt. Bei fortschreitender Weiterentwicklung lassen sich bei richtiger und strenger Indikation im Vergleich zu Versteifungsoperationen wahrscheinlich bessere Ergebnisse erreichen. Allerdings ist die Indikation, diese Verfahren anzuwenden, noch mit Zurückhaltung zu stellen. Einmal um zu vermeiden, dass bei den Betroffenen einer nichtgerechtfertigten Erwartungshaltung Vorschub geleistet wird, zum anderen, bis weitere, wissenschaftlich geprüfte Ergebnisse vorliegen (siehe auch S. 103).

Tissue engineering – biologischer Bandscheibenersatz: Tissue engineering ist ein immer größer werdender Forschungszweig der Biotechnologie mit dem Ziel der Regeneration von Gewebe. Dieses Verfahren wird auch im Bereich der Bandscheibenchirurgie angewendet.

Eine neue, in der Erprobung befindliche Möglichkeit ergibt sich aus der »biologischen Regeneration«, der autologen Bandscheibenzelltransplantation (ADCT: Autologous Discderived Chondrozyte Transplantation). Während der Bandscheibenoperation wird Bandscheibengewebe steril entnommen, in einem Speziallabor werden die Bandscheibenknorpelzellen isoliert und in einer Zellkultur vermehrt. Etwa drei Monate später wird in einer erneuten (minimal-invasiven) Operation in lokaler Betäubung und unter radiologischer Kontrolle von der Gegenseite das gezüchtete Transplantat in den operierten Bandscheibenkern eingeführt. Von der Voraussetzung ausgehend, dass der Faserring auf der zuvor operierten Seite durch Narbenbildung verschlossen ist, wird vor Eingabe des Transplantates seine Dichtigkeit und Stabilität durch eine intradiskale Druckmessung überprüft. Die allgemeine Anwendbarkeit dieses Verfahrens wird sich in der klinischen Routine noch bewähren müssen, wenn ausreichende kontrollierte Studien (Langzeitergebnisse) vorliegen.

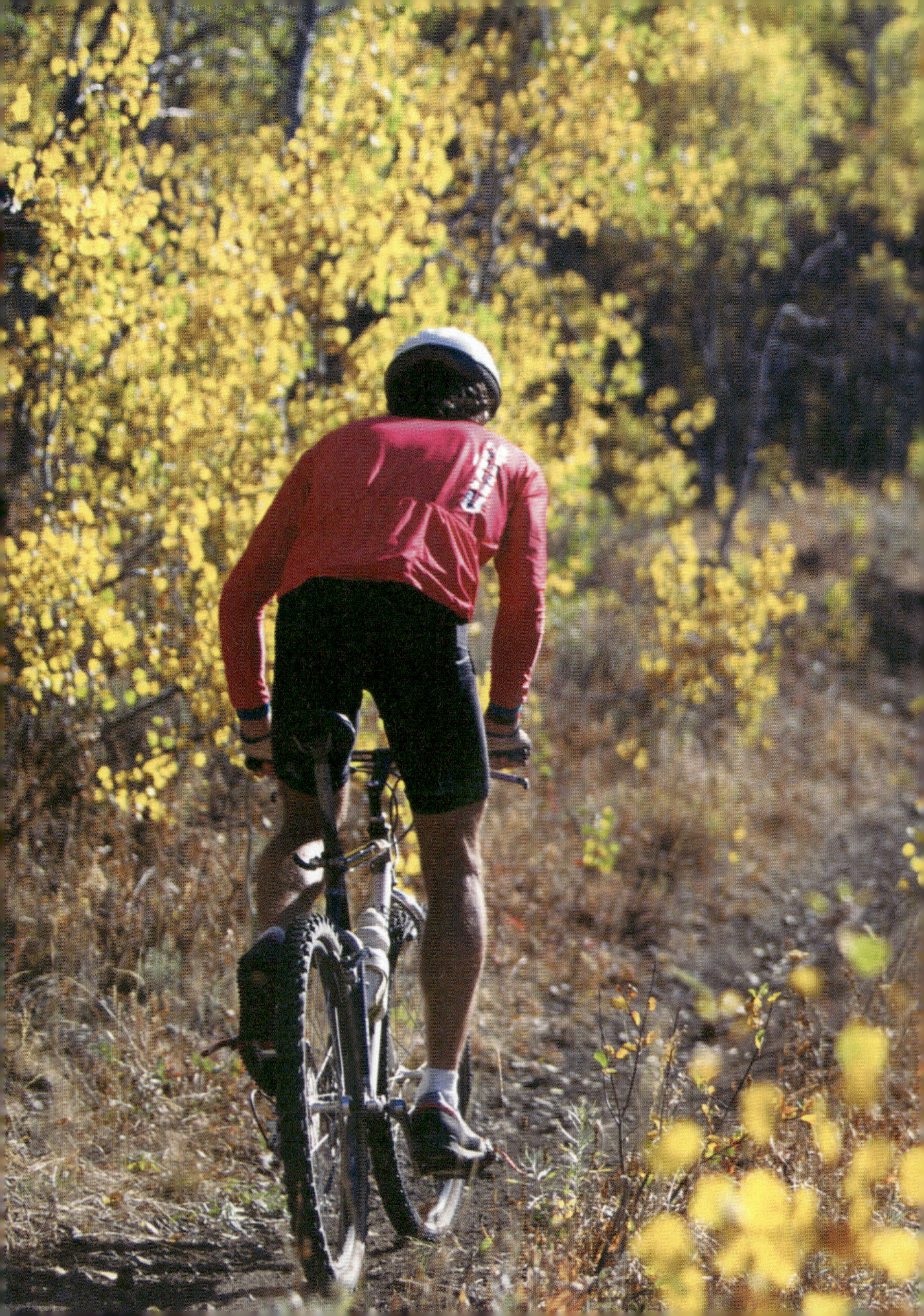

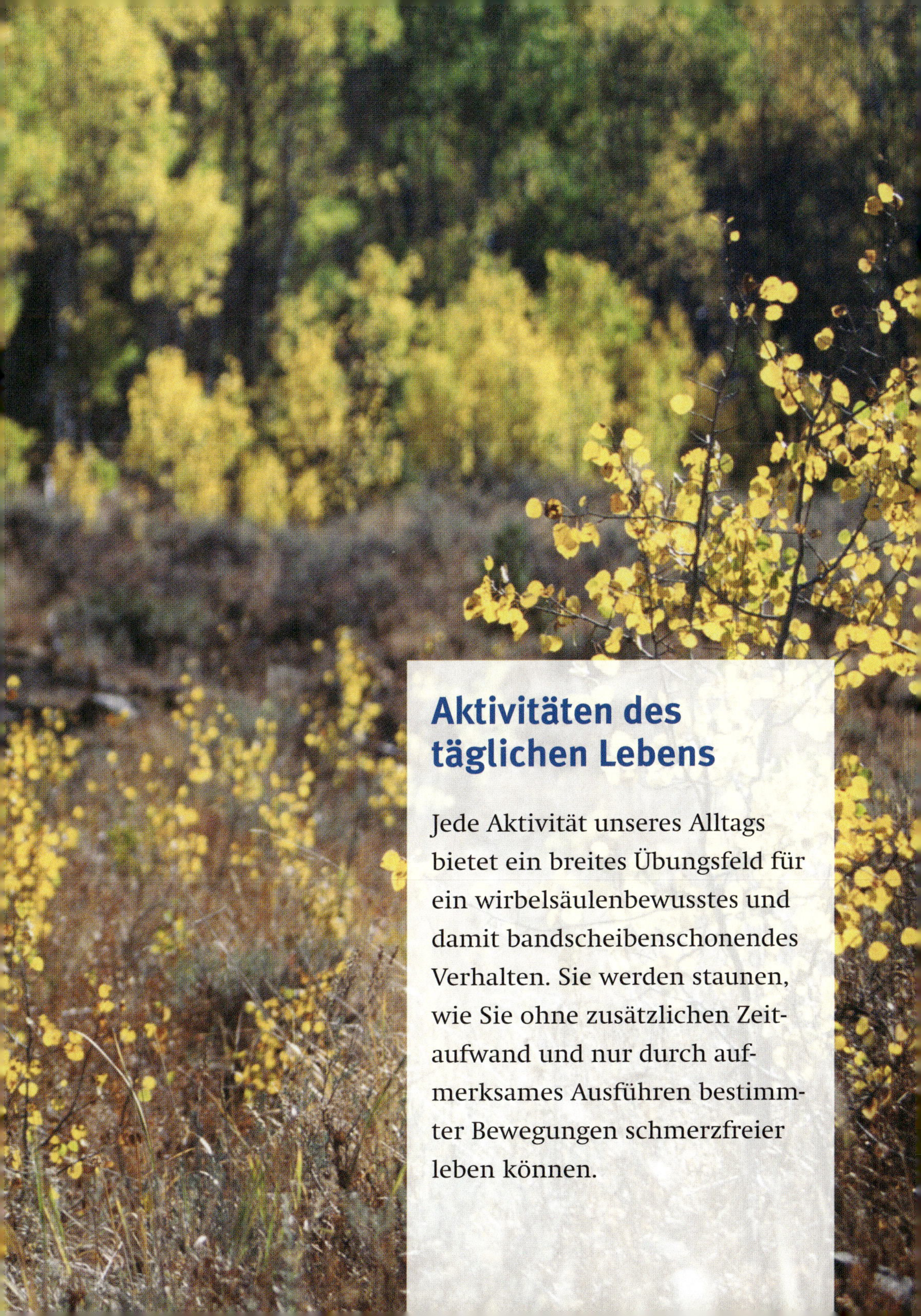

Aktivitäten des täglichen Lebens

Jede Aktivität unseres Alltags bietet ein breites Übungsfeld für ein wirbelsäulenbewusstes und damit bandscheibenschonendes Verhalten. Sie werden staunen, wie Sie ohne zusätzlichen Zeitaufwand und nur durch aufmerksames Ausführen bestimmter Bewegungen schmerzfreier leben können.

Mit Wissen vorbeugen durch Handeln!

Eine gesunde und kräftige Muskulatur ist die Voraussetzung dafür, dass die täglich an den Körper gestellten Anforderungen bewältigt werden können. Die bequeme Lebensweise in vielen Bereichen unserer Zivilisation ist Ursache für eine verminderte körperliche Aktivität mit fehlendem oder nur unvollständigem körperlichem Training. Auf der anderen Seite führt die Arbeit, die geleistet werden muss, häufig zu einer einseitigen Beanspruchung des Körpers, so auch der Muskulatur. Das Prinzip des Gleichgewichts der Muskulatur wird nicht beachtet. Es kommt zu Ermüdungserscheinungen. Schmerzen sind oft die Folge der Überforderung eines untrainierten Körpers durch zu plötzliche körperliche Aktivität.

Wo liegen die möglichen Ursachen?

- Zu vieles und langes Sitzen, z. B. beim Fernsehen und im Büro.
- Häufiges Autofahren.
- Ausrichtung der Arbeitsplätze auf einseitige körperliche Beanspruchung.
- Nichtbeachtung des Prinzips der Bewegung: »Die Bandscheibe lebt von der Bewegung.«
- Mangelnde sportliche Betätigung ohne vorhergehendes Aufwärmprogramm.
- Übergewicht.

Es ist notwendig, für Ausgleich zu sorgen. Jede sich bietende Möglichkeit zur körperlichen Aktivität sollte genutzt werden.

Dafür kleine Beispiele:

- Anstatt Aufzüge zu bevorzugen, können Treppen benutzt werden; anfangs z. B. nur ein Stockwerk, später kann die Belastung gesteigert werden.
- Nach längerem Stehen an Haltestellen oder an der U-Bahn können anstatt Rolltreppen die normalen Stufen benutzt werden, um erneutes Stehen zu vermeiden.
- Bei Besorgungsgängen in der Stadt können weitere Wege bewusst in Kauf genommen werden, nur beim Tragen schwerer Lasten sollte das nahe parkende Auto in Betracht gezogen werden.

Welchen Stellenwert die Vorbeugung (Prävention) innehat, kann man daran erkennen, dass der Gesetzgeber im Sozialgesetzbuch (SGB) zu Rehabilitation und Teilhabeleistungen verpflichtet, um aktiv darauf einzuwirken, dass der Eintritt einer Behinderung einschließlich einer chronischen Krankheit vermieden wird. Er stellt damit klar, dass der Behinderungsbegriff des SGB IX die chronischen Krankheiten umfasst. Die Vorschrift verpflichtet die Rehabilitationsträger (BfA, LVA) entsprechend ihrem jeweiligen Auftrag, Prävention mit den ihnen zur Verfügung stehenden Mitteln zu betreiben. Ziel ist es, mit der primären Prävention die Gesundheit zu fördern und Krankheiten – wenn möglich – zu verhüten. Dazu ist Aufklärung und Schulung notwendig, um den Betroffenen zu motivieren, damit er Eigenverantwortung für sich und seine Gesundheit übernimmt.

»Mit Wissen vorbeugen durch Handeln« charakterisiert sehr deutlich die Absicht, welche der nachfolgende Teil des Ratgebers verfolgt. Die Kenntnis der richtigen Körperhaltung und Körperstellung bei der täglichen Arbeit, das angepasste Verhalten zu Hause und in der Freizeit sind Voraussetzungen für eine sinnvolle Vorsorge durch Eigeninitiative. Aus diesem Grunde wird zunächst Problemen der täglichen körperlichen Belastung und beruflichen Tätigkeit Beachtung geschenkt (Aktivitäten des täglichen Lebens) und im nächsten Kapitel soll an gängigen Beispielen verdeutlicht werden, unseren Körper und unsere Bewegungen zu kontrollieren (siehe Übungsteil).

Alltagsverhalten

Richtiges Sitzen

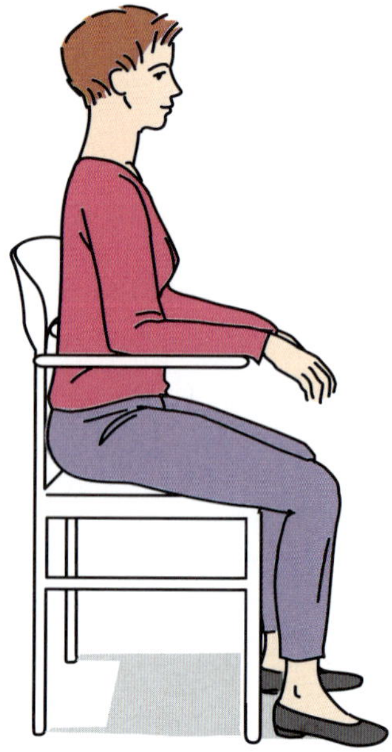

- Sitzen Sie aufrecht so weit vorn auf der Sitzfläche, dass die Oberschenkel leicht abfallen. Rumpf und Oberschenkel sollen einen Winkel von ca. 100° bilden.
- Die Beine stehen hüftbreit auseinander.
- Die Ober- und Unterschenkel bilden miteinander einen rechten Winkel, besser sogar noch etwas mehr (ca. 100°).
- Heben Sie das Brustbein leicht nach vorn oben an.
- Den Kopf in Verlängerung der Wirbelsäule ausrichten.
- Legen Sie die Arme locker auf die Stuhllehne, oder legen Sie die Handflächen auf den Oberschenkeln ab.

Mögliche Fehler:

- Schulter- und Beckengürtel stehen nicht übereinander.
- Kopf steht nicht in Verlängerung der Wirbelsäule, sondern ist zur Brust gesenkt.

Richtiges Stehen

- Stellen Sie die Beine hüftbreit auseinander.
- Die Fußspitzen sind leicht auswärts gedreht.
- Die Knie strecken, aber nicht durchdrücken, Vorfüße und Fersen gleichmäßig belasten.
- Hüft-, Knie- und Sprunggelenke sollen in einer Linie übereinander stehen.
- Heben Sie das Brustbein leicht nach vorn oben an,
- richten Sie den Kopf gerade aus und
- lassen Sie die Arme locker hängen.

Mögliche Fehler:

- Einseitige Belastung der Füße.
- Hohlkreuz.
- Rundrücken.
- Kopf steht nicht in Verlängerung der Wirbelsäule, sondern ist zur Brust gesenkt.
- Überstreckte Knie.

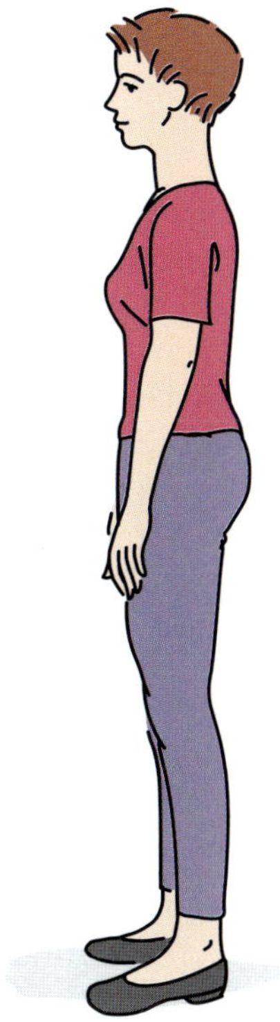

Richtiges Strümpfeanziehen

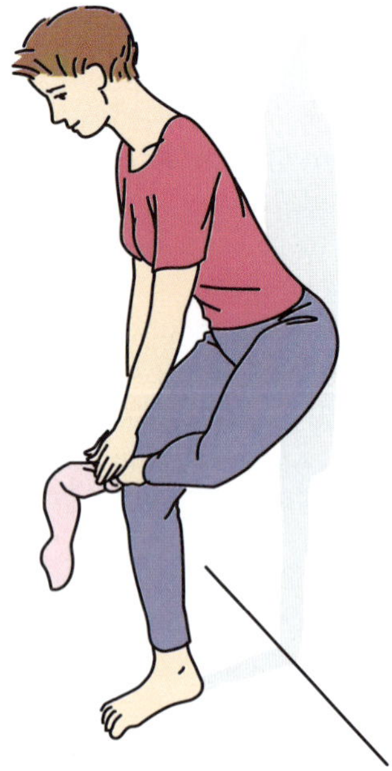

- Lehnen Sie sich mit dem Gesäß (Kreuzbein) an eine Wand.
- Verlagern Sie den Oberkörper durch Beugung der Hüftgelenke nach vorn.
- Beugen Sie beide Kniegelenke (ca. 30°) und rutschen Sie dabei ein wenig an der Wand hinunter.
- Heben Sie ein Bein an und legen Sie den Knöchel auf den Oberschenkel des Standbeins.
- Nun können Sie mit beiden Händen den Strumpf anziehen.

Mögliche Fehler:

- Wirbelsäule wird gerundet.

Richtiges Bücken

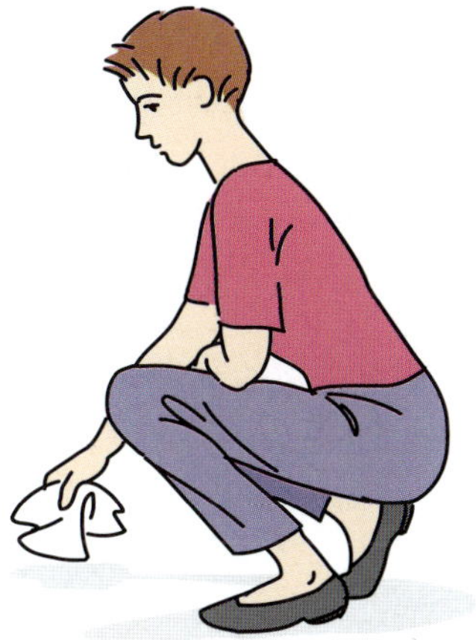

Senkrechter Bücktypus
(schonend für die Wirbelsäule)

- Aus der Schritt- oder der Grätschstellung heraus bücken.
- Dabei die Hände auf die Oberschenkel stützen.
- Die Beugung erfolgt nur in den Hüft- und Kniegelenken.
- Die physiologische Lordose der Lendenwirbelsäule (Hohlkreuz) bleibt weitgehend erhalten.

Waagrechter Bücktypus
(schonend für die Kniegelenke)

- Oberkörper nach vorn neigen, indem die Hüftgelenke stark gebeugt werden.
- Die Hände auf den Oberschenkeln abstützen.
- Den Kopf in Verlängerung der Wirbelsäule ausrichten (= gerade halten).

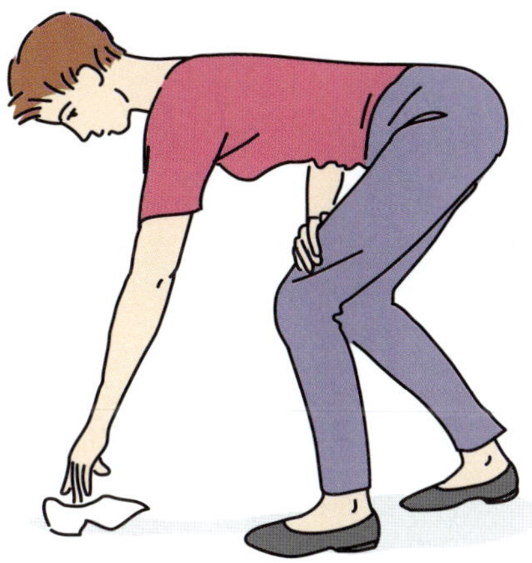

> *Tipp:* Beim Aufheben von Gegenständen mit einem Bein abknien.

Mögliche Fehler:

- Wirbelsäule wird beim Bücken gerundet.
- Hand wird nicht auf dem Oberschenkel abgestützt.

Alltagsverhalten im Überblick

wirbelsäulenbelastend

wirbelsäulengerecht

Bücken

belastend

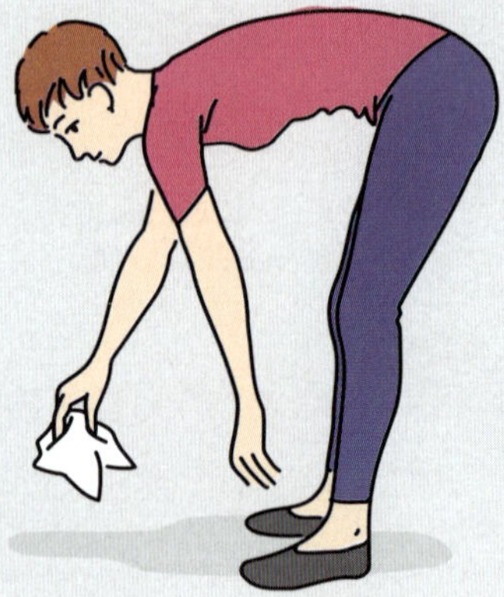

schonend

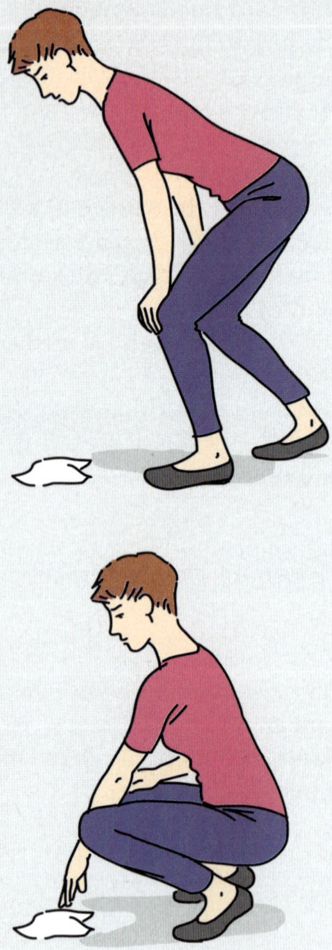

Stehen

belastend

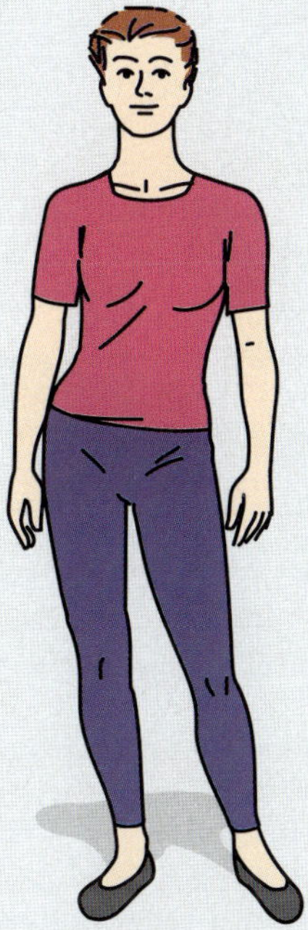

schonend

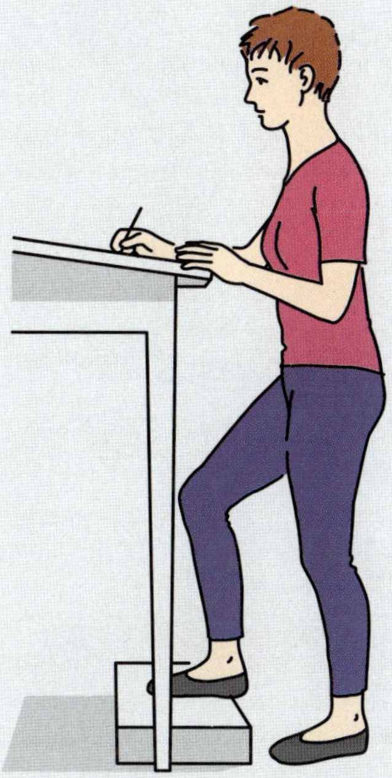

Garten- und Hausarbeit

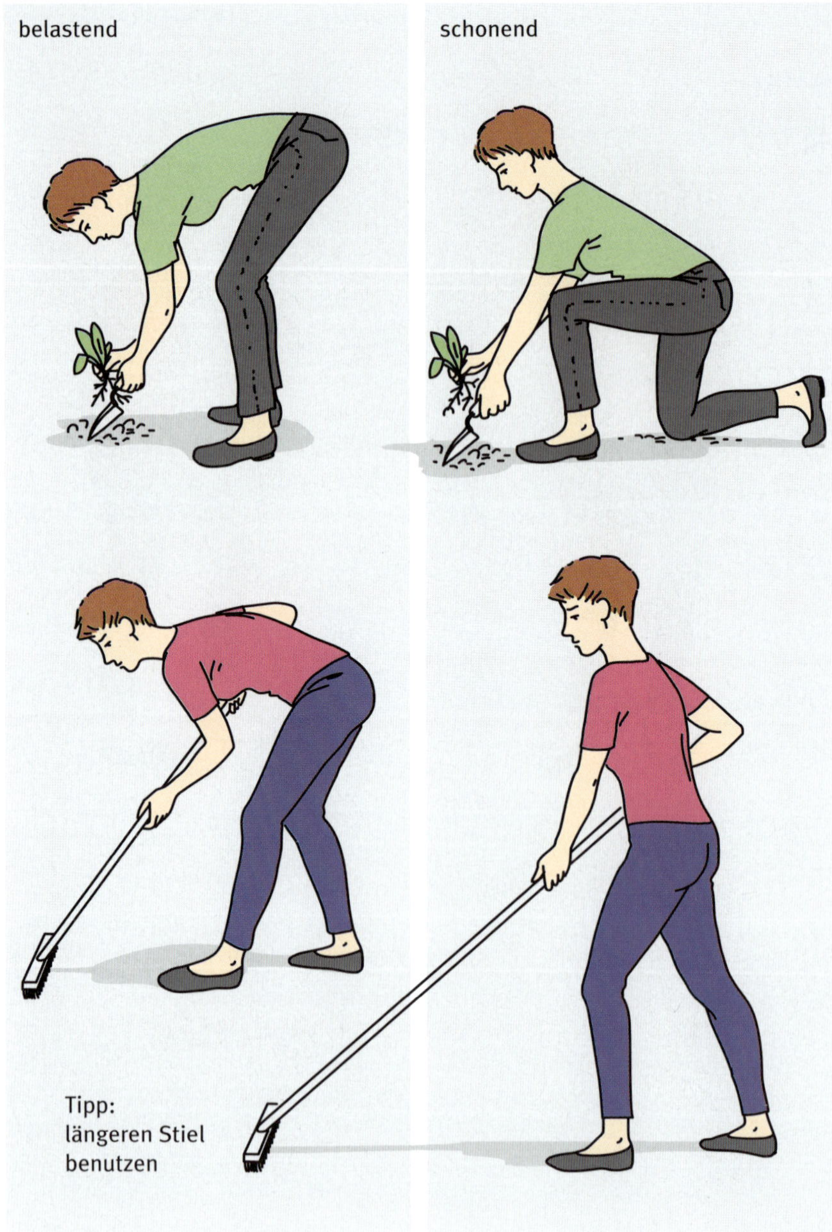

Sitzende Tätigkeiten und Tätigkeiten im Stehen

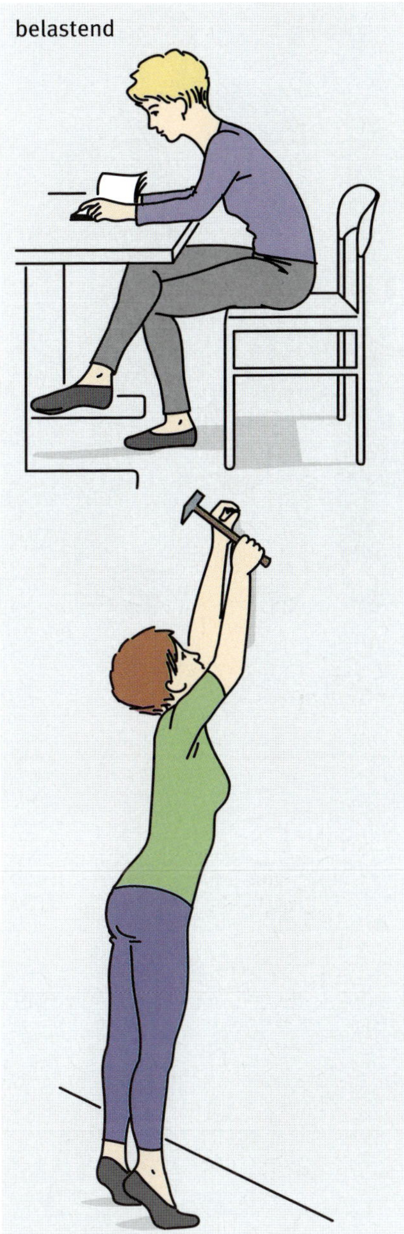

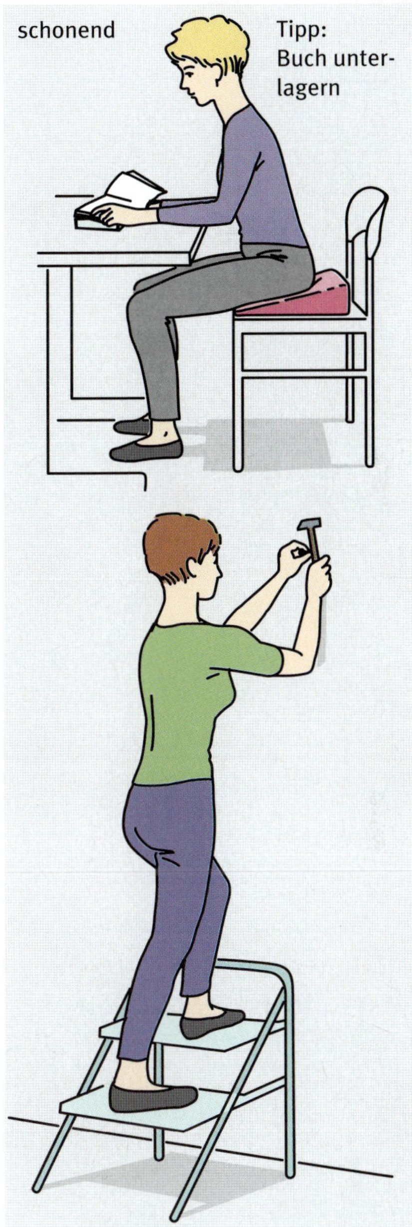

Lasten tragen

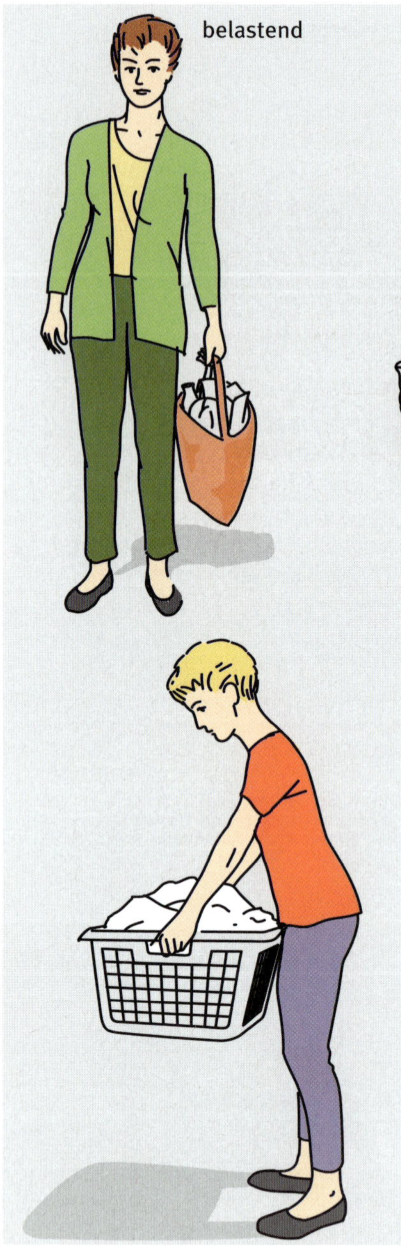

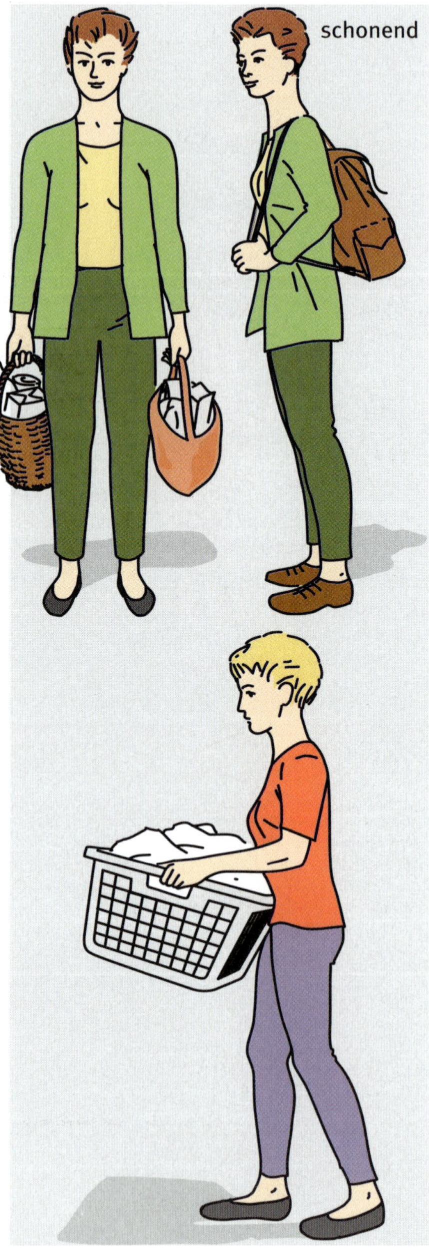

Hinlegen bzw. Aufstehen, Zähneputzen und Waschen

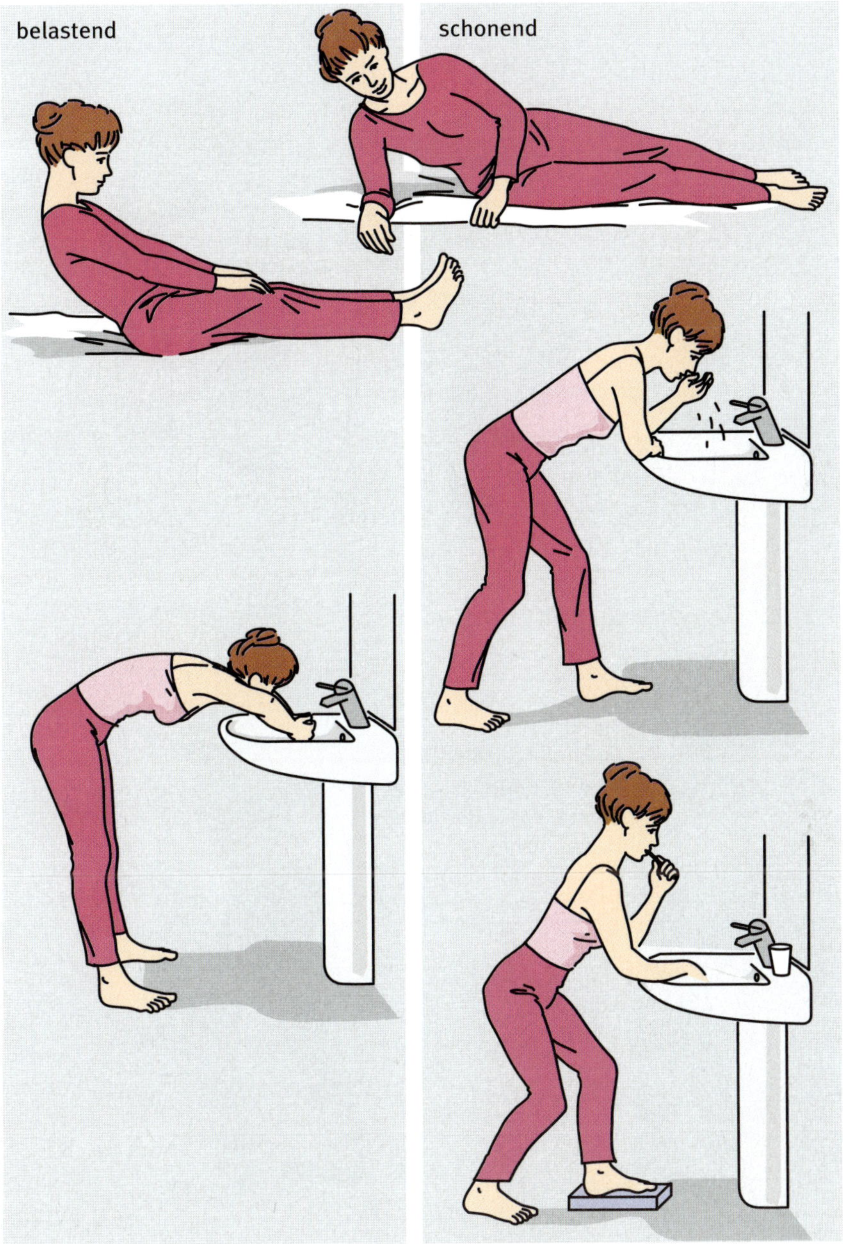

Entlastungshaltungen für die Halswirbelsäule

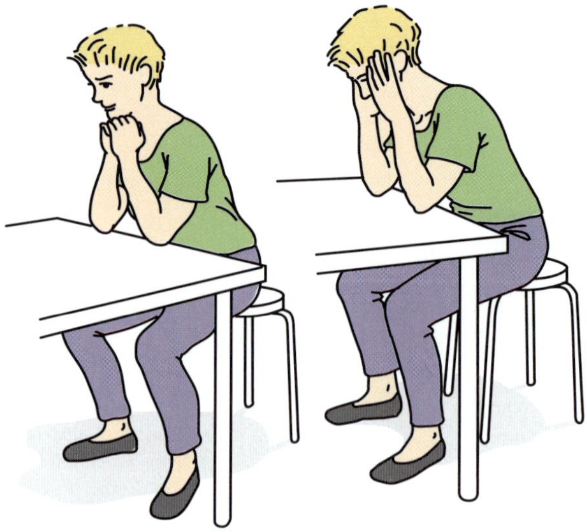

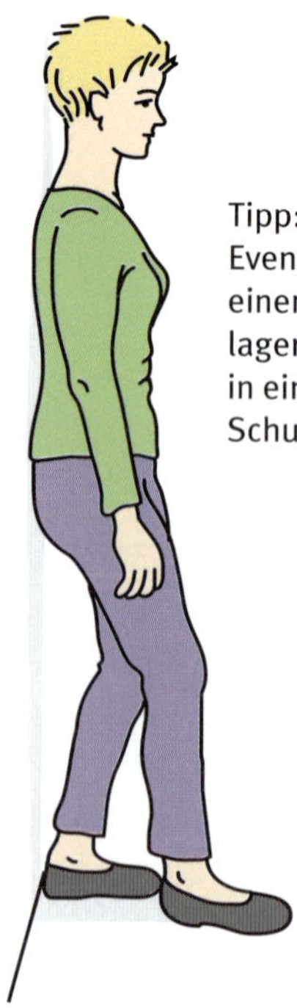

Tipp:
Eventuell den Kopf mit einem Handtuch unterlagern, damit die Ohren in einer Linie mit den Schultern stehen.

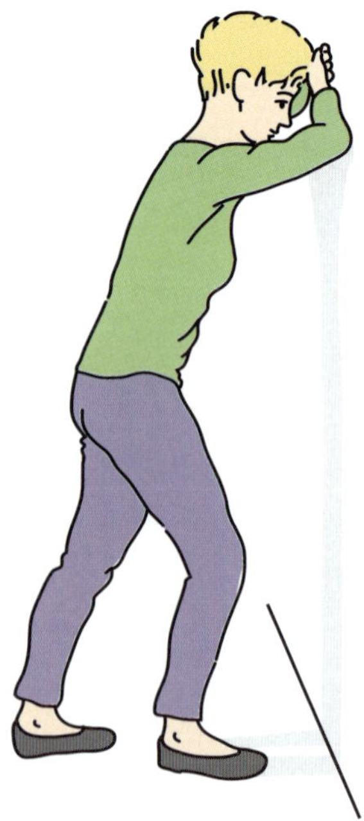

Entlastungshaltungen für die Lendenwirbelsäule

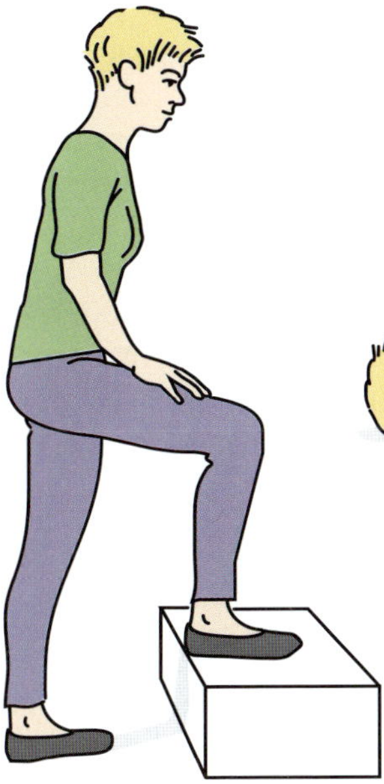

Tipp:
Wann immer möglich,
Entlastungshaltungen
benutzen

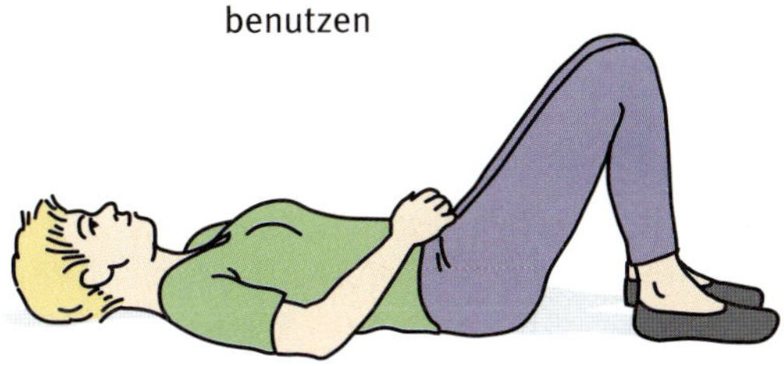

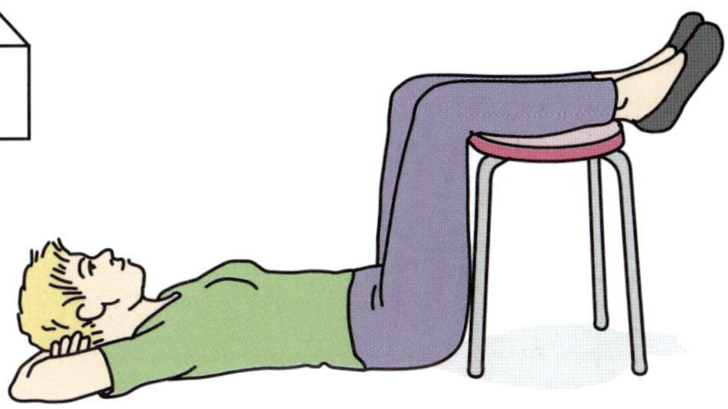

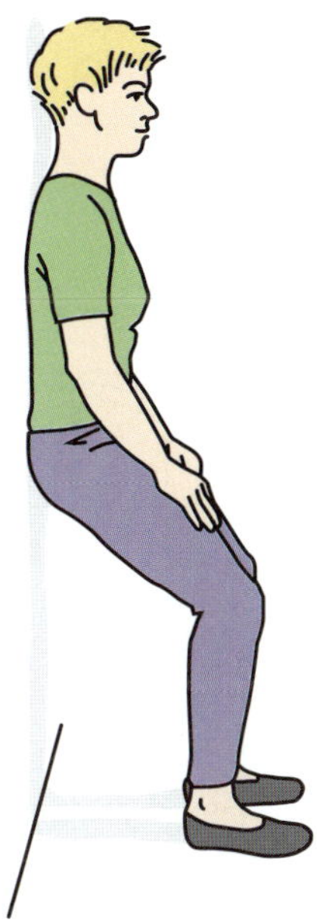

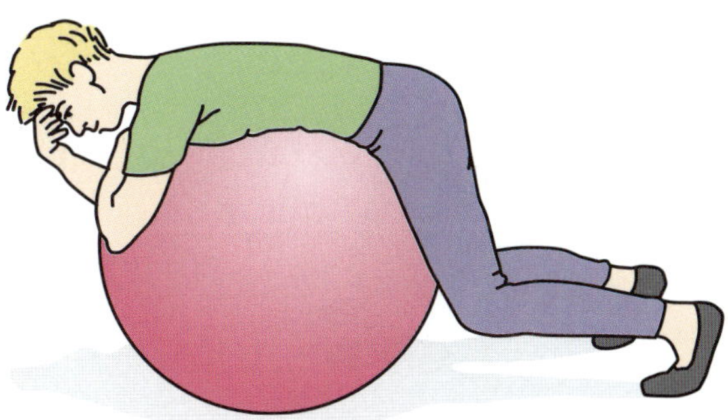

Arbeitsplatz »Büro«

Die technischen Weiterentwicklungen prägen schon seit geraumer Zeit den Stil des modernen Büros. Damit sind aber auch neue Probleme entstanden, die im wahrsten Sinne des Wortes »auf dem Rücken« der hier arbeitenden Menschen ausgetragen werden. Für den Wandel hin zu einem neuen Zeitalter der Bürotechnik kennzeichnend ist die Einführung des Computers (PC), dem sich die Ausgestaltung des Arbeitsplatzes vielfach nicht angepasst hat. Allerdings lassen sich auch hier Fortschritte nachweisen, die aufgrund der Entwicklung entsprechender Sitzmöbel und Schreibtische dem Menschen eine wirbelsäulengerechte Anpassung an seine Arbeitsbedingungen, ein ergonomisches Sitzen also, erlauben. Dazu zählen

- die abgeschrägte Sitzfläche mit Beckenstütze sowie
- die anpassungsfähige (flexible) höhenverstellbare Rückenlehne, welche den Bewegungen des Oberkörpers folgt.

Diese Bedingungen ermöglichen ein den Bewegungen entsprechendes (dynamisches) Sitzen. Die Wechselbelastung der Wirbelsäule verbessert die Funktion der Muskeln und der Bandscheiben. Auch die Arbeitsplatzhöhe muss individuell angepasst werden.

Um der ungünstigen Belastung im Sitzen zu entfliehen, hat man sich an wertvolle Erfahrungen aus alter Zeit erinnert. So erfreut sich das

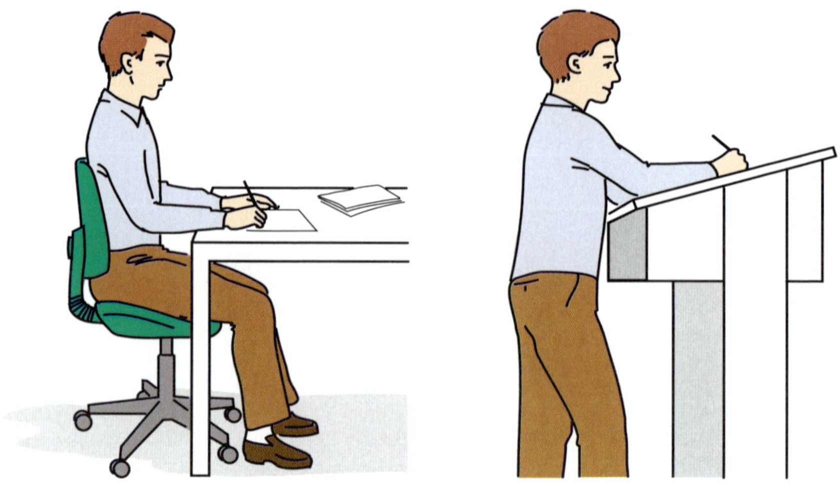

Stehpult, zumindest bei den Betroffenen, wieder zunehmender Beliebtheit. Die Arbeitsfläche des Stehpults hat eine Schrägneigung und sollte über eine Fußstütze verfügen.

Motorisierung

Die zunehmende Motorisierung hat sicherlich einen ungünstigen oder gar schädigenden Einfluss auf die Wirbelsäule. Täglich verbringen etwa 40 Prozent der deutschen Autofahrer mehr als eineinhalb Stunden in ihrem Fahrzeug. Längere Autofahrten führen zu einer Zwangshaltung und Fehlbelastung der Wirbelsäule. Die Sitzhaltung im Auto ist überwiegend schlaff, die Muskulatur entspannt; die Wirbelsäule erhält dabei Stöße, welche weder von der Muskulatur noch von den Gelenken aufgefangen werden können. Nach längeren Autofahrten tritt gewöhnlich ein Steifigkeitsgefühl auf, und Nacken-Rücken-Beschwerden sind die Folge.

So sollte Ihr Autositz beschaffen und eingestellt sein.

Eine gute Federung, welche verhindert, dass Stöße direkt auf den Rumpf treffen, kann Abhilfe schaffen. Der Autositz selbst darf nicht zu weich sein, eine härtere Sitzfläche führt zu einer besseren Stellung der Wirbelsäule. Die Rückenlehne sollte sich den normalen Krümmungen unserer Wirbelsäule anpassen, durch einen verstellbaren Lendenwulst lässt sich dies erreichen. Die Neigung der Rückenlehne muss so eingestellt sein, dass ein entspanntes Sitzen und Rücklehnen ermöglicht wird und dennoch verkehrsgerecht reagiert werden kann. Der Winkel zwischen Sitzfläche und Rückenlehne sollte zwischen 100 und 110° betragen, und eine Entlastung der Wirbelsäule lässt sich über ein in Höhe

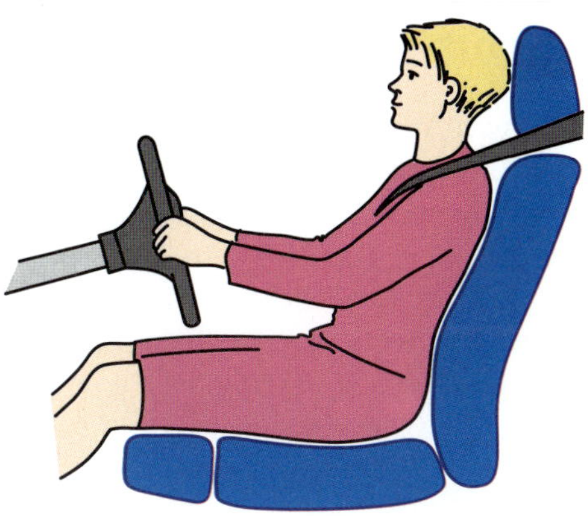

und Winkel einstellbares Lenkrad erzielen. Gute Sicht und genügend Bewegungsfreiheit, um mit den Armen lenken zu können, sind selbstverständliche Voraussetzungen.

So aktivieren Sie Ihre Muskulatur und ermüden nicht zu schnell.

Den ergonomischen Anforderungen – individuelle, d. h. auf die Person bezogene Anpassung der Sitzhöhe, der Sitzfläche und Sitzneigung – entsprechen die meisten modernen Fahrzeugsitze. Zudem dämpfen sie Fahrzeugvibrationen und Stöße. Bei guter Sitzstellung besteht die Möglichkeit, dass man sich durch Abstützen des linken Fußes im Fußraum während der Fahrt auf freier Strecke oder beim Halt an der Ampel nach oben herausstemmen kann. Die Gesäß- und Rumpfmuskulatur wird dadurch wieder kurzfristig aktiviert und eine vorzeitige Ermüdung verhindert.

Unterstützend können im Wechsel die Arme während der Fahrt gegen das Lenkrad oder im Stau gegen das Autodach gestemmt werden, so dass auch der Schultergürtel durch kurzzeitiges Üben vor einer übermäßigen Ermüdung bewahrt wird. Eine Pause ist in jedem Fall die beste Lösung, vor allem bei längeren Autofahrten. Leichte Bewegungsübungen und ein kurzer Gang führen durch Sauerstoffaufnahme zu körperlicher Erfrischung und durch Aktivierung der Muskulatur wie auch der Wirbelsäule zu ausgeglichener Haltung.

> Mit Bewegungspausen bei Autofahrten wird nicht nur einer vorzeitigen geistigen und körperlichen Ermüdung vorgebeugt, sondern eine Erhöhung der Reaktionsbereitschaft im Verkehr und die damit verbundene Sicherheit gewährleistet.

Freizeit und Sport

Die Freizeit muss einen Ausgleich zu unserer überwiegend einseitigen Lebensweise herbeiführen. Diejenigen, die an ihrem Arbeitsplatz keine oder nur sehr wenig körperliche Betätigung haben, müssen versuchen, durch körperliche Aktivität ihre Muskeln funktionstüchtig zu machen und zu erhalten. Die anderen, die nur einseitig körperlich arbeiten, müssen dazu ermuntert werden, ihr gestörtes Muskelgleichgewicht wiederherzustellen. Dazu ist es wichtig, den ganzen Körper zu trainieren.

Mit kleinen Schritten beginnen

Spaziergänge

Die einfachen Mittel sind oft die besten. Schon Spaziergänge garantieren ein Training unseres gesamten Körpers, dazu werden Atmung und Kreislauf angeregt. Durch die Aktivierung der Muskeln verbessert sich die Haltung. Zu langsames Schlendern bewirkt das Gegenteil, die Haltung wird schlecht, vorzeitige Ermüdung ist die Folge. Durch Training lassen sich die Anforderungen schon bald höher schrauben. Gehen auf unebenem Boden, auch leichtere Hänge hinauf und herunter, sowie Waldspaziergänge vermehren die Muskelarbeit und fördern das Zusammenwirken der einzelnen Muskelgruppen.

Gehtraining

Gut abgestuftes Gehtraining in den Morgen-, besser noch in den Abendstunden führt gleichfalls zu vermehrtem Muskeleinsatz, die Reaktionsbereitschaft und das Muskelzusammenspiel werden gesteigert.

Sportliche Betätigung: Fast jede Sportart kann wieder ausgeführt werden.

Die Freude an sportlicher Aktivität sollte vom Arzt gefördert werden. Sportliche Betätigung jeder Art, die Spaß macht und die nicht von vornherein bis zu einer Höchstleistung gesteigert werden soll, bringt Lebensfreude und Selbstvertrauen zurück. Bei körperbewusstem Verhalten, d. h. Vermeiden von Rotation und übermäßigem Vor- und Rückneigen der Wirbelsäule, kann nahzu jede Sportart wieder aufgenommen werden. Auch der begeisterte Golfspieler kann seiner Leidenschaft wieder nachgehen, natürlich nur unter Beachtung der gegebenen Hinweise: keine extremen Rotationsbewegungen der Wirbelsäule. Vom Squash-Spiel ist jedoch wegen der hohen Impuls- und unkontrollierten Wirbelsäulenbelastung abzuraten.

Unser Körper reagiert auf Überforderung mit Schmerzen, diese wiederum weisen auf die persönliche Leistungsgrenze hin. Darauf muss das Übungsprogramm abgestimmt sein. Treten bei einer bestimmten Sportart wiederholt Schmerzen auf, kann das bedeuten, dass ein unphysiologisches Bewegungsmuster mit der daraus resultierenden Überlastung oder das Sportgerät (z. B. zu hart gespannter Tennisschläger, Griffstärke) falsch gewählt wurde. Letztendlich kann auch die Sportart ungeeignet sein. Es wurde bereits darauf hingewiesen, dass nach einer Bandscheibenoperation sportliche Betätigung möglich und notwendig ist (Nordic-Walking, Rad fahren, Skilanglauf und vieles mehr), jedoch gilt:

> Für die Wiederaufnahme sportlicher Aktivitäten bei festgestelltem Bandscheibenschaden oder nach erfolgter Operation ist es unabdingbar, die eigene körperliche Leistungsfähigkeit vernünftig einzuschätzen und sich von seinem Arzt beraten zu lassen.

Eine sehr empfehlenswerte Sportart ist das individuell bemessene Rückenschwimmen. Es ist darauf zu achten, dass das Wasser angenehm warm ist, um die nötige körperliche Entspannung zu erreichen. Das Baden in kühlerem Wasser kann unangenehme Muskelverspannungen nach sich ziehen.

Kraft- und Fitnesstraining

Gezieltes Krafttraining unter fachmedizinischer Anleitung (durch Arzt und/oder Physiotherapeut) führt zu einer Muskelstabilisation und Beweglichkeitssteigerung. Das aufbauende Training im Fitness-Studio kann sowohl der Vorsorge (Prävention) als auch der Wiedereingliederung in das berufliche und gesellschaftliche Leben (Rehabilitation) dienen. Es vermittelt ein besseres Körpergefühl und damit auch eine höhere Lebensqualität.

Messungen ergaben, dass die Muskelkraft beim Menschen bis zum 25. Lebensjahr ansteigt, dann aber nahezu gleichmäßig abnimmt und bis zum 80. Altersjahr einen Verlust von 25–40 Prozent ausmachen kann.

Bei der Auswahl der Übungen und Geräte müssen jedoch unbedingt die bestehenden Wirbelsäulenveränderungen berücksichtigt werden.

Nach Wirbelsäulenoperationen darf ein Kraft- und Fitnesstraining erst dann selbsttätig durchgeführt werden, wenn der Arzt zustimmt.

Das Training mit Freihanteln sollte nur aus einer stabilen Lage heraus erfolgen, die Wirbelsäule muss unbeweglich bleiben können. Folgende Trainingsgeräte können empfohlen werden: Fahrradergometer, symmetrischer Zugapparat, Pulldown, Dips.

> Der zum Kraft- und Fitnesstraining Entschlossene muss an den Geräten eingewiesen und während der Betätigung immer wieder kont-

rolliert werden, um etwaige gesundheitliche Schädigungen zu vermeiden. Diese Betreuung kann von medizinisch (ärztlich) geleiteten Fitnesszentren erwartet werden.

Geschlechtsleben

Die Pflege der zwischenmenschlichen Beziehung ist ein wichtiger Bestandteil einer Partnerschaft. Gerade bei bandscheibengeplagten oder -operierten Patienten führen Ängste und Unsicherheit, besonders des gesunden Partners, oft zu einer Störung des Intimlebens. Die Partner sollten aufeinander zugehen und genießen. Sex ist keine Verstandesangelegenheit, sondern trägt zum Glücklichsein bei. Jede Position, die den Sexualpartnern dieses Gefühl vermittelt, kann eingenommen werden, sofern sie keine Schmerzen verursacht.

Erforderlich ist Einfühlungsvermögen von beiden Seiten, und die Entwicklung eines schmerzfreien, rückenschonenden Bewegungsrepertoires ist das Ziel. Kleine Hilfestellungen, die jedoch grundsätzlich für Wirbelsäulengeschädigte gelten, sind:

- Vermeidung der Kniestreckung, sowohl im Liegen als auch bei vorgeneigter Wirbelsäule, denn durchgestreckte Kniegelenke führen zum Zug auf die Lendenwirbelsäule und können Nervenschmerzen (Ischias) auslösen.
- Vermeidung einer übermäßigen Belastung durch das (Über-)Gewicht des Partners.

Diese Einschränkungen, die letztendlich nur für einen kleineren Prozentsatz der Patienten in Frage kommen, sind meist von vorübergehender Natur und sollten von daher keiner allzu großen Bedeutung unterliegen.

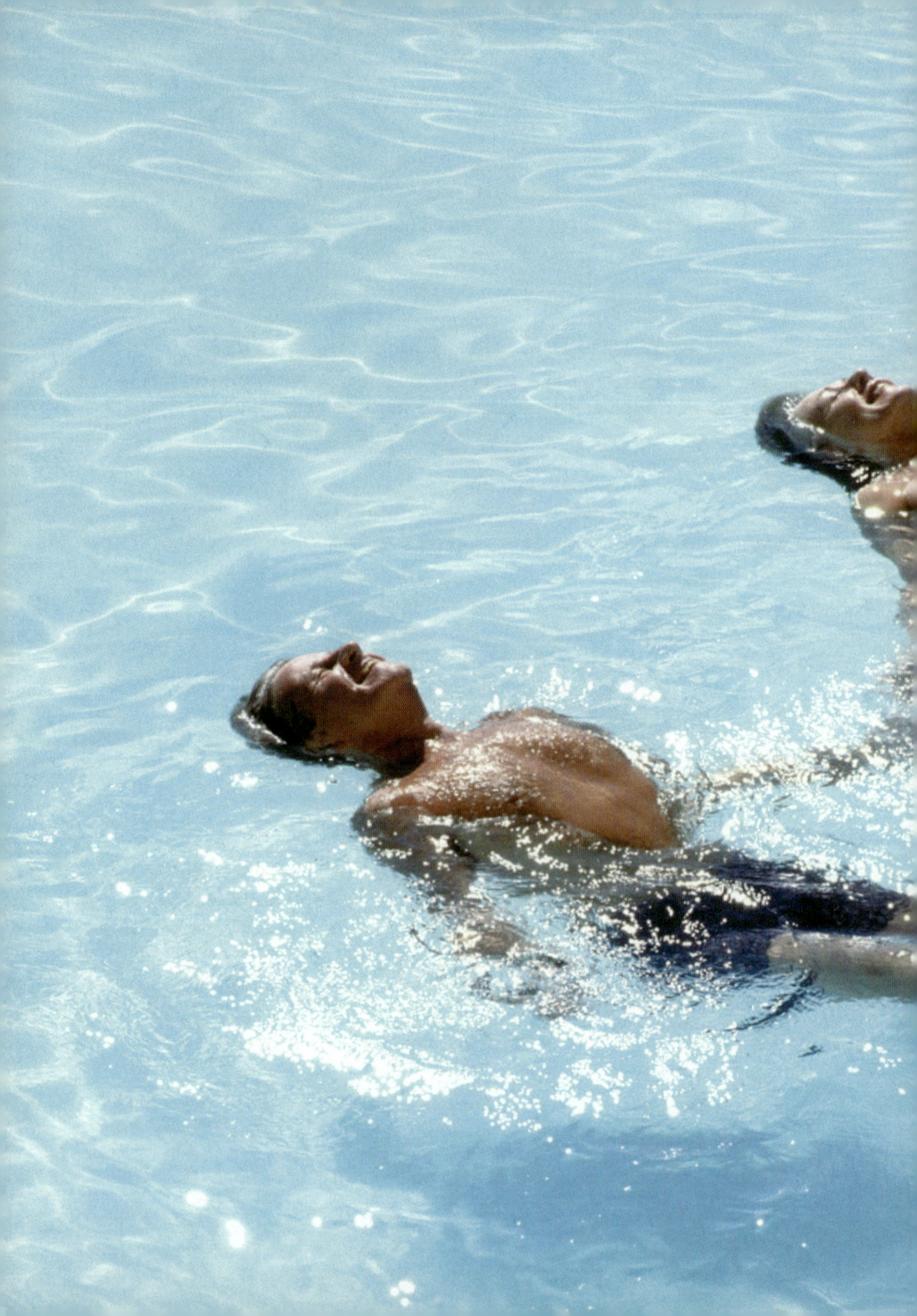

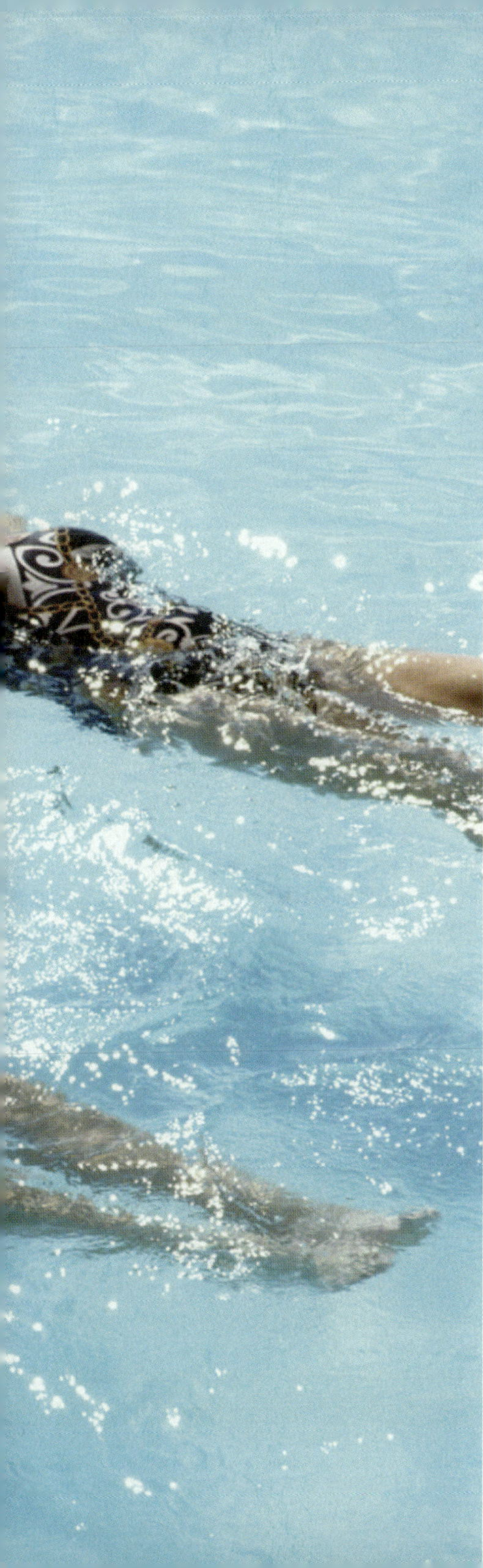

Übungsteil

Je nachdem, in welcher Phase der Behandlung Sie sich gerade befinden, wird der Arzt Ihnen Physiotherapie verordnen. Der Physiotherapeut wird zusammen mit Ihnen üben und einen individuellen Trainingsplan aufstellen, den Sie auch zu Hause durchführen können. In diesem Kapitel finden Sie zahlreiche spezielle Übungen, mit denen Sie Ihrem Bandscheibenproblem aktiv begegnen können. Neu sind spezielle Übungen mit dem Schwingstab, der ebenfalls Ihre Kraft, Ausdauer und Koordination steigert.

Bandscheibenprobleme aktiv angehen

Das Hauptanliegen dieses Ratgebers ist es, beim Leser die Bereitschaft zur Eigeninitiative zu wecken und zu fördern. Mit Wissen und durch Handeln kann man einem Bandscheibenleiden vorbeugend entgegenwirken oder, wenn es aufgetreten ist, die Auswirkungen günstig beeinflussen. Dazu dient in besonderem Maße der Übungsteil, der auf den Erfahrungen beruht, die sowohl bei der konservativen Behandlung von wirbelsäulenbedingten Schmerzen als auch bei der postoperativen Weiterbehandlung nach Bandscheibenoperationen gewonnen wurden.

Teamwork für Muskeln und Nerven

Eine richtige Muskelarbeit ist nur bei funktionierendem Nervensystem möglich. Über die Nerven erhalten die Muskeln den Befehl, sich anzuspannen oder zu lösen. Hierfür befinden sich in der Haut, in den Muskeln und in den Sehnen kleine Organe, die dem Gehirn melden, welche Muskelspannung benötigt wird, wie die Muskelspannung ist und in welcher Stellung die Gelenke stehen. Ohne dass dieser Funktionslauf in das Bewusstsein dringt, erhalten die Muskeln daraufhin den Befehl, die erforderliche Spannung oder Entspannung vorzunehmen. Die Haut und die Muskeln von Händen und Füßen sind mit diesen kleinen Organen gut ausgestattet, da der Körper auf deren Reaktionsbereitschaft den ganzen Tag angewiesen ist und entsprechend funktionsgerecht antworten muss. Aus diesem Grunde ist es auch für die Übungen günstig, wenn die Rumpfmuskulatur über den Einsatz von Armen und Beinen sowie Händen und Füßen gekräftigt wird. Das gute Zusammenspiel zwischen den einzelnen Muskeln und Muskelgruppen und ihre Ansprechbarkeit auf Funktionsreize werden dadurch gefördert und geübt.

Beachten Sie:

Das nachfolgende Programm soll nicht dazu verleiten, täglich alle Übungen auszuführen. Eine Auswahl, je nach individueller Belastungsfähigkeit und der zur Verfügung stehenden Zeit, wird helfen, das persönliche Ziel zu erreichen: mit eigener Kraft zu versuchen, bandscheibenbedingte Schmerzen zu bessern. Das sollte der Beitrag zur eigenen Gesundheit sein.

Schon während der postoperativen Nachsorgezeit wird die physiotherapeutische Behandlung so aufgebaut, dass der Patient zur aktiven Mitarbeit veranlasst wird. Der Kranke bekommt bestimmte Aufgaben, die er selbst durchführen kann. Im Laufe einer Behandlungsserie lernt er, sich so zu verhalten und zu bewegen, dass erneute Fehlstellungen und Schmerzen vermieden werden. Der Patient lernt, mit sich umzugehen. Das Erlernen dieses Körpergefühls ist die Voraussetzung für jede Kräftigungsübung! Der Patient weiß, welche Möglichkeiten er besitzt, um seine Muskeln zu kräftigen und in diesem Funktionszustand zu halten, so dass diese die Wirbelsäule stabilisieren und in guter Stellung ausbalancieren können.

Beachten Sie:

Alle Übungen sollten nicht übertrieben, sondern langsam ausgeführt werden. Schwung- und ruckhafte Bewegungen sowie abrupte Drehbewegungen sind für die Wirbelsäule schädlich und vor allem nach Bandscheibenoperationen zu vermeiden.

Wichtig ist die richtige Atemtechnik während der Übungen. Um frei atmen zu können, bedarf es nachgiebiger Bauchmuskeln. Deshalb darf beim Üben nie bewusst der Bauch eingezogen werden.

Aufbau des Übungsteils

Die Übersicht (Tab. 2, S. 132) dient dazu, dem Leser einen ersten Überblick über die Struktur der nachfolgenden Übungen zu geben und zugleich ein zielsicheres Auffinden der einzelnen, individuell unterschiedlich in Betracht kommenden Übungsbereiche sicherzustellen. Um eine leichtere Orientierung für die Patienten zu gewährleisten, wird die konservative und postoperative Behandlung jeweils in eine Akutphase, eine frühe Reha-Phase und eine späte Reha-Phase unterteilt. An dieser Stelle soll noch einmal an das »Criterion-based-Programme« erinnert werden. Dies gestattet dem Physiotherapeuten und somit auch dem Patienten jederzeit, von der statisch wirkenden Phaseneinteilung abzuweichen und in einen fließenden, der individuellen Verfassung angepassten Behandlungs- und Übungsablauf überzugehen. Die spezielle Situation operativ versorgter Patienten soll dadurch

Tab. 2: Übersicht über den Aufbau des Übungsteils

Behandlung	**konservative Behandlung**			**postoperative Behandlung**			
Behandlungsphase	Akutphase	frühe Reha-Phase	späte Reha-Phase	Die ersten Bewegungen	Akutphase	frühe Reha-Phase	späte Reha-Phase
Übungen	**Übungen 1–7**	**Übungen 8–12**	**Übungen 13–24**		**Übungen 25–30**	**Übungen 31–34**	**Übungen 13–24**
Exkurs	Kletterwand			Übungen 35–38			
	Schwingstab (Propriomed)			Übungen 39–47			
	Ergänzende Übungen						

Berücksichtigung finden, indem vorab auf das oftmals mit geringer Aufmerksamkeit bedachte »Neuerlernen« alltäglicher Grundbewegungen nach der Operation, wie beispielsweise das richtige Aufstehen bzw. Hinlegen, eingegangen wird (s. Abschnitt »Die ersten Bewegungen«, S. 160 ff.).

Das weitere Vorgehen ist durch die Beschreibungen gerätepezifischer Übungen geprägt. Für die physiotherapeutische Behandlung von Bandscheibenleiden lassen sich insbesondere die Kletterwand für die frühe und späte Reha-Phase, wie auch der Schwingstab (auch Propriomed genannt), ausschließlich für die späte Reha-Phase, gezielt einsetzen. Weiterführende Hinweise sind vor den jeweiligen Übungsreihen angegeben. Der Übungsteil wird mit ergänzenden Übungen für spezifische Patientensituationen abgerundet.

Die Übungen beginnen mit Hinweisen auf die Ausgangsstellung, zum Beispiel Rückenlage oder Bauchlage. Den programmatischen Übungsanweisungen zugeordnet sind Abbildungen, die helfen sollen, das Verständnis für die Übung zu fördern.

Allgemeine Hinweise:

- Die beste Übung kann im Alltag das wirbelsäulengerechte Verhalten nicht ersetzen.
- Körperhaltung im Alltag häufiger wechseln.
- Stellungen durch Entlastung erleichtern.
- Kleidung darf nicht einengend sein.
- Vorsicht beim Tragen von Absatzschuhen.

Übungshinweise:

- Die angebotenen nachfolgenden Übungen sollten immer erst nach erfolgter Anleitung durch geschultes physiotherapeutisches Personal selbsttätig (alleine) ausgeführt werden.
- Physiotherapeutische Übungen, die durchgeführt werden, dürfen keine Schmerzen verursachen.
- Treten während oder nach den Übungen Schmerzen auf, sollte das Übungsprogramm unterbrochen werden. Ärztliche Beratung und eine erneute physiotherapeutische Übungsanleitung sind notwendig.
- Sofern eine Bandscheibenoperation erfolgt ist, sollte der behandelnde Physiotherapeut mit ärztlicher Rücksprache entscheiden, welche Übungen fortgesetzt werden können.
- Zu Beginn sollen alle Übungen des eigenen Programms täglich durchgeführt und eventuell auf zweimal täglich verteilt werden (kein »Mammutprogramm«); nach Ende der Rehabilitation genügt in der Regel ein zweimaliges wöchentliches Training.
- Nach jeder Übung kann eine Pause, die dem individuellen Bedarf entspricht, eingelegt werden, bevor die Übung wiederholt wird.
- Gleichmäßiger Atemrhythmus während der Übungen.

Weniger ist oft mehr

Bei allen Übungen soll in Bezug auf die Wiederholungsanzahl berücksichtigt werden, dass die Durchführung nicht um »jeden Preis« stattfinden, sondern die Genauigkeit, was Ausweichbewegungen betrifft, im Vordergrund stehen muss. Nur bei stabiler Wirbelsäule und Schmerzfreiheit macht Aufbau- und somit Muskeltraining Sinn.

Konservative Behandlungsphase

Übungen während der Akutphase

Bevor die folgenden Übungen durchgeführt werden, sollte durch den Physiotherapeuten die Verträglichkeit des Zuges (Traktion) getestet werden. Dies erfolgt mithilfe eines Gurtes.

Übung 1: Entspannung der Lendenwirbelsäule

Ausgangsstellung: Rückenlage

- Der Physiotherapeut bewirkt durch eigene Gewichtsverlagerung des Körpers nach hinten eine schonende, gleichmäßige Traktion in der Lendenwirbelsäule des Patienten.
- Diese Traktion wird auch dreidimensional durchgeführt.

Bewirkt dies eine Linderung, können die unten angeführten Übungen nach Kontrolle durch den Physiotherapeuten durchgeführt werden.

Übung 2: Entlastung der Lendenwirbelsäule

Ausgangsstellung: Rückenlage

- Die Unterschenkel auf einen Würfel (Hocker etc.) legen.
- Die Beugung der Hüftgelenke und die Höhe der Unterlage so wählen, dass bequemes und schmerzfreies Liegen möglich ist.
- Eventuell die untere Gesäßhälfte mit einem Kissen o. ä. unterlagern.
- Man kann auch ein kleines Kissen oder ein zusammengelegtes weiches Handtuch unter den Kopf legen.

Mögliche Fehler:

- Stellung ist nicht entspannt.
- Schmerz entsteht.

Übung 1

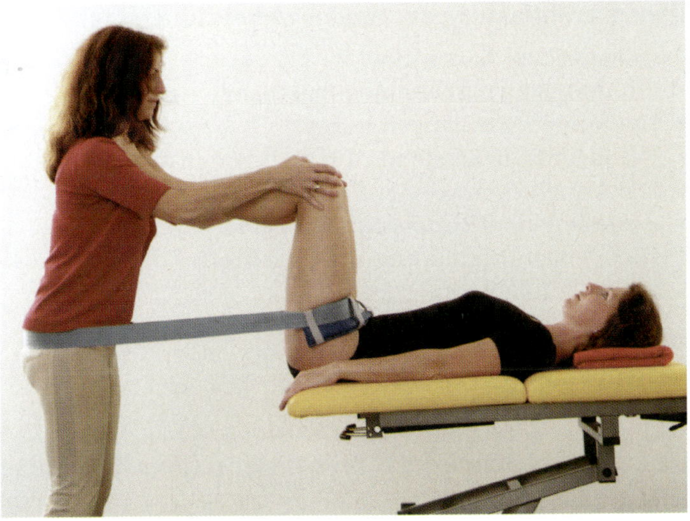

Übung 2

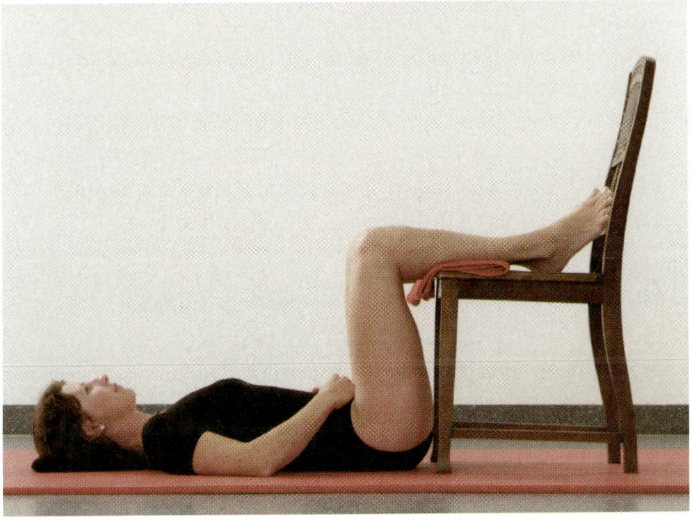

Übung 3: Entlastung der Lendenwirbelsäule

Ausgangsstellung: Bauchlage

- Mit dem Bauch über einen Ball (Bank, Tisch, Stuhl etc.) legen.
- Die Knie locker hängen lassen.
- Die Zehenspitzen stehen auf dem Boden auf.
- Die Arme liegen vorn auf.
- Eventuell ein Kissen unter den Bauch legen.
- Die Entlastungshaltung über mehrere Minuten hinweg mehrmals täglich einnehmen.

Mögliche Fehler:

- Stellung ist nicht entspannt.
- Schmerz entsteht.

Übung 4: Mobilisation der Lendenwirbelsäule in Seitneigung

Ausgangsstellung: Rückenlage

- Die Beine ausstrecken (eventuell die Kniekehlen mit Kissen unterlagern).
- Die Arme liegen neben dem Körper oder sind hinter dem Kopf bequem gelagert.
- Den rechten bzw. linken Beckenkamm im Wechsel fußwärts schieben.
- ca. 15 Wiederholungen, dann eine Pause einlegen.
- Die ganze Übung 2- bis 3-mal durchführen.

Mögliche Fehler:

- Die Beckenbewegung wird zu groß gemacht.
- Die Bewegung wird ruckhaft ausgeführt.
- Die Beinmuskeln werden angespannt.
- Schmerz entsteht.

Übung 3

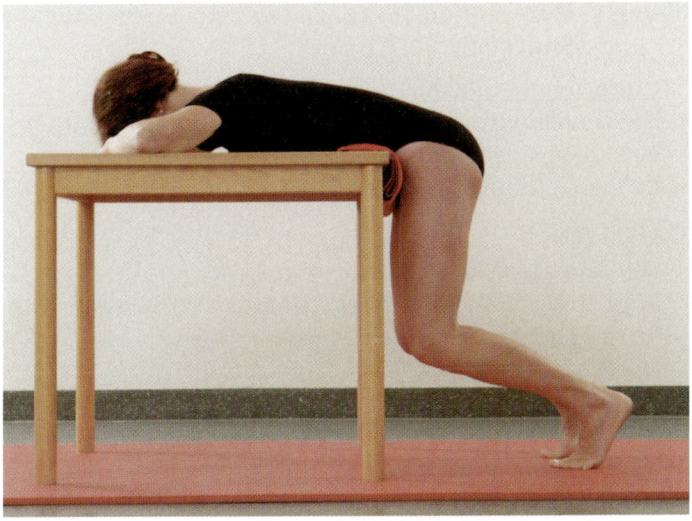

Übung 4

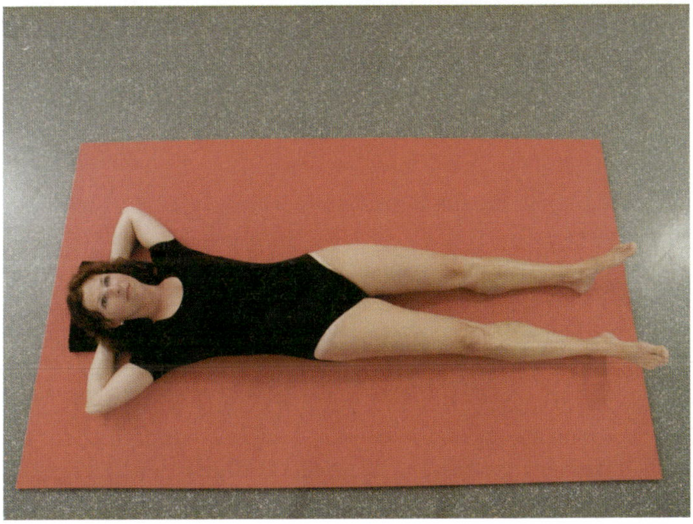

Übung 5: Mobilisation der Lendenwirbelsäule in Beugung und Streckung

Ausgangsstellung: Sitz auf einem Stuhl

- Die Lendenwirbelsäule runden und wieder aufrichten.
- 10–12 Wiederholungen, dann Pause einlegen.
- Die ganze Übung 2- bis 3-mal durchführen.

Mögliche Fehler:

- Die gesamte Wirbelsäule bewegt sich.
- Kopf steht nicht in Verlängerung der Wirbelsäule, d. h. er wird zur Brust geneigt oder in den Nacken gelegt.
- Die Bewegung wird mit Kraft ausgeführt!

Übung 6: Statische Bauchspannung (Bauchpresse)

Ausgangsstellung: Rückenlage

- Die Beine ungefähr 45° beugen.
- Die Hände liegen auf dem Bauch.
- Den Bauch gegen die Hände spannen, indem die Rippen wie beim Ausatmen nach unten wandern.
- Die Spannung ca. 5 Sek. halten.
- Mehrmals täglich üben.

Mögliche Fehler:

- Lendenwirbelsäule wird in die Unterlage gedrückt bzw. der Bauch eingezogen.

Übung 7: Bewusste Gesäßspannung

Ausgangsstellung: Rückenlage

- Die Beine strecken und leicht abspreizen (eventuell Knie durch Knierolle leicht unterlagern).
- Die Arme strecken, beide Handrücken liegen auf der Unterlage.
- Das Gesäß anspannen, ohne die Stellung der Wirbelsäule zu ändern.
- Die Spannung ca. 5 Sek. halten.
- Mehrmals täglich üben.

Mögliche Fehler:

- Lendenwirbelsäule bewegt sich bei der Gesäßspannung.

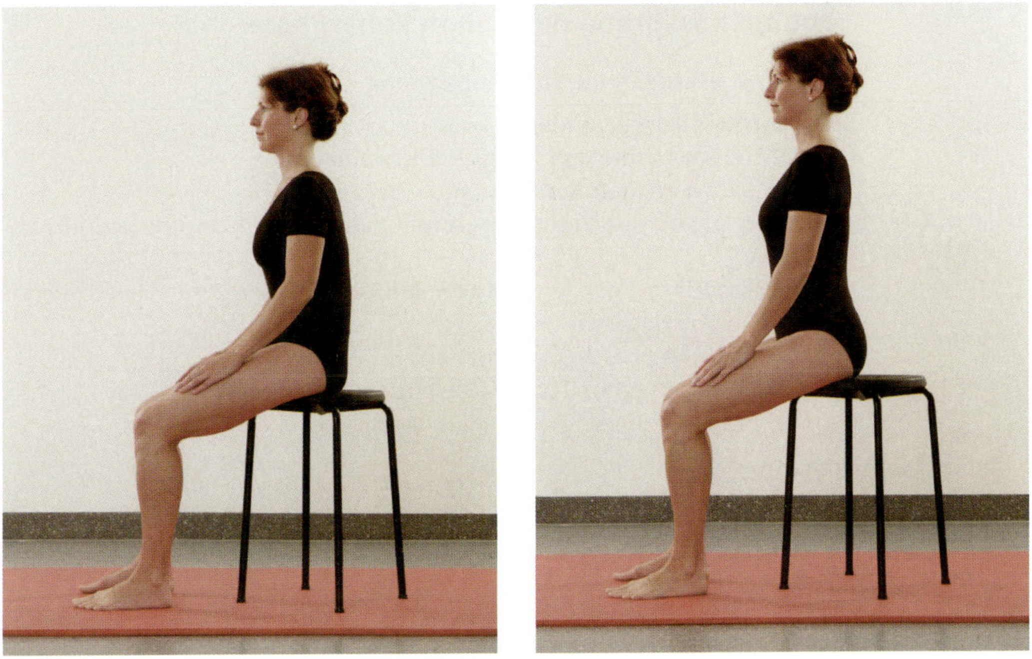

Übung 5

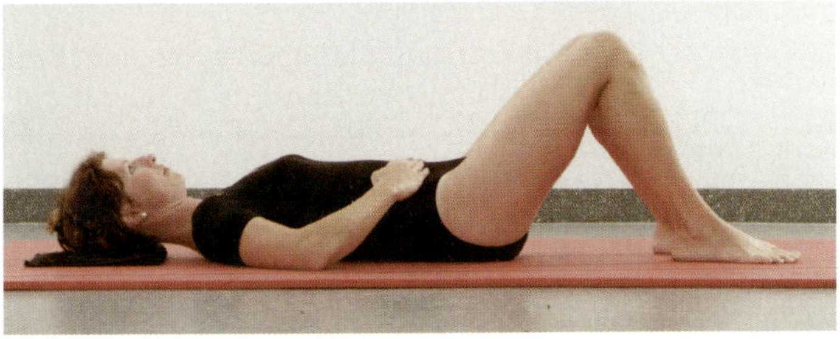

Übung 6

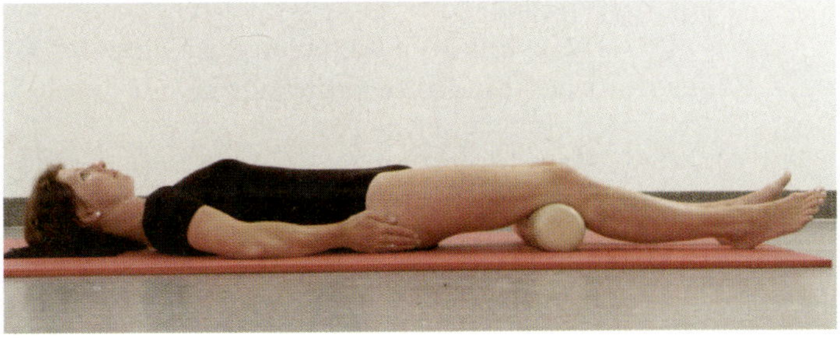

Übung 7

Übungen während der frühen Reha-Phase

Übung 8: Stärkung der Bauchspannung

Ausgangsstellung: Rückenlage

- Die Unterschenkel auf einen Hocker ablegen.
- Den Bauch anspannen.
- Den Kopf von der Unterlage einmal nach rechts bzw. lins gedreht abheben.
- Die Handflächen liegen oben an den Gesäßaußenseiten und drücken gleichzeitig dagegen.
- Die Spannung ca. 3–5 Sek. halten.
- 5 Wiederholungen, dann Pause einlegen.
- Die gesamte Übung 3- bis 5-mal durchführen.

Mögliche Fehler:

- Luft wird angehalten.
- Druck erfolgt nicht gleichmäßig.
- Wirbelsäule wird bewegt.
- Kopf wird zur Brust gezogen.
- Schmerz entsteht in der Halswirbelsäule.

Übung 9: Aktivierung der Rückenmuskeln

Ausgangsstellung: Stand mit gebeugten Knien an einem Stuhl

- Die Hüften werden durch Neigung der Oberkörperlängsachse gebeugt und die Knie in Richtung Stuhllehne nach vorn geschoben.
- Die Hände halten sich an der Stuhllehne.
- Beide Knie gegen den Stuhlsitz drücken und mit den Händen die Stuhllehne nach hinten ziehen wollen (statisch).
- Die Spannung ca. 10 Sek. halten.
- 5- bis 8-mal in 2 bis 3 Durchgängen durchführen.

Variation:

- Die Ellbogen liegen an der Kante der Stuhllehne auf und spannen gegen die Kante nach hinten.

Hinweis

Um ein Wegrutschen des Stuhls zu verhindern, kann dieser mit den Beinen gegen die Wand gestellt werden.

Übung 8

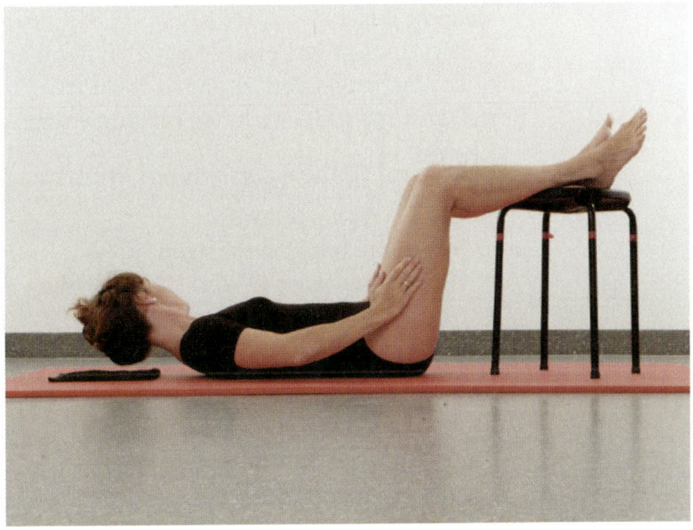

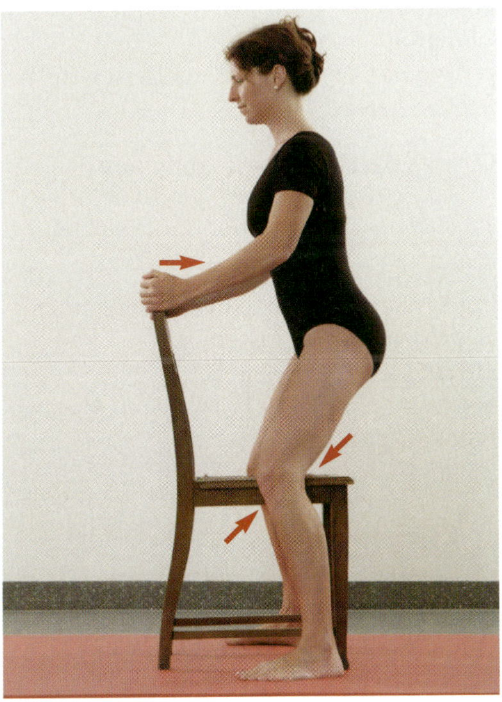

Übung 9

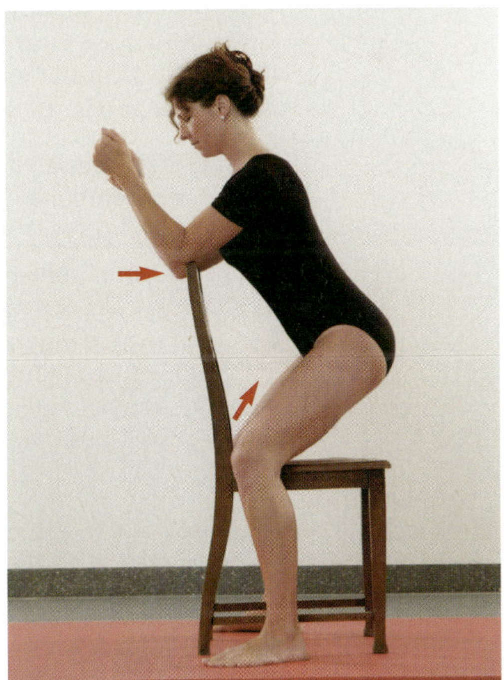

Übung 9 Variation

Mögliche Fehler:
- Die Lendenwirbelsäule wird zu rund oder zu hohl gehalten.
- Die Füße werden ungleich belastet.
- Der Kopf steht nicht in Verlängerung der Oberköperlängsachse.

Übung 10: Stabilisation durch Armbewegung in der Körperebene

Ausgangsstellung: Stand
- Die Beine leicht anbeugen.
- Den Oberkörper in den Hüftgelenken etwas nach vorn beugen.
- Den Kopf gerade halten.
- Die Arme seitlich bis ungefähr zur Waagerechten heben und wieder senken.
- ca. 15 Wiederholungen, dann Pause einlegen.
- Die gesamte Übung 2- bis 3-mal durchführen.

Mögliche Fehler:
- Wirbelsäulenstellung wird verändert, d. h. der Oberkörper wird nach vorn bzw. hinten verlagert.
- Fußbelastung ist nicht gleichmäßig.
- Kopf steht nicht in Verlängerung der Wirbelsäule, sondern wird zur Brust geneigt oder in den Nacken gelegt.

Übung 11: Stabilisation des Körpers durch Armbewegung aus der Körperebene

Ausgangsstellung: Stand
- Die Beine leicht anbeugen.
- Den Oberkörper in den Hüftgelenken etwas nach vorn neigen.
- Den Kopf in Verlängerung der Wirbelsäule einstellen.
- Die Arme vor dem Körper auf und nieder bewegen.
- ca. 15 Wiederholungen, dann Pause einlegen.
- Die gesamte Übung 2- bis 3-mal durchführen.

Hinweis

Anfangs können die Übungen 10 und 11 mithilfe eines Stuhls geübt werden, wobei beide Knie wie bei Übung 9 gezeigt, gegen den Stuhlsitz gespannt werden. So wird mehr Stabilität erreicht, und die mögliche Ausweichbewegung des Köpers beim Bewegen der Arme wird ausgeschaltet.

Übung 10

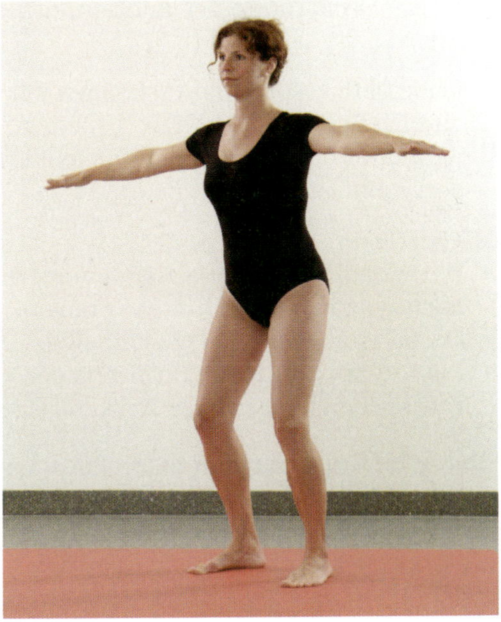

Übung 11

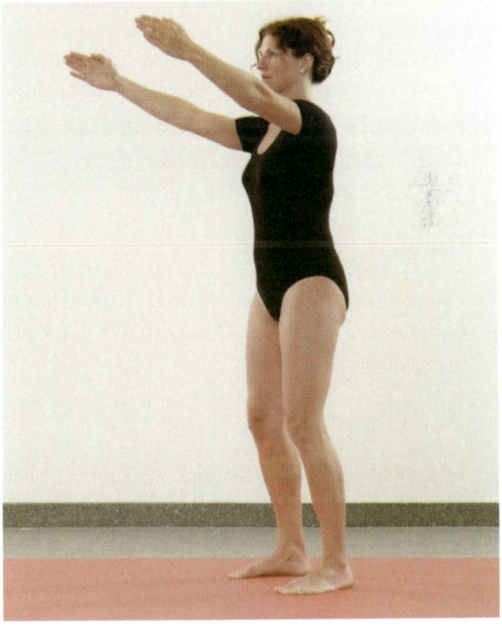

Variation: Verstärkung der Rückenmuskeln durch die Vorneigung des Rumpfes.

- Beide Übungen (10 und 11) können mit veränderter Ausgangsstellung durchgeführt werden. Das bedeutet: Die Oberschenkellängsachse wird durch Beugung der Hüftgelenke weiter nach vorn geneigt und dort stabil gehalten.

Mögliche Fehler:

- Wirbelsäulenstellung wird verändert, d.h. der Oberkörper wird nach vorn bzw. nach hinten verlagert.
- Fußbelastung ist nicht gleichmäßig.
- Kopf steht nicht in Verlängerung der Wirbelsäule, sondern wird zur Brust geneigt oder in den Nacken gelegt.

Übung 12: Kräftigung der tiefen Rückenmuskeln

Ausgangsstellung: Vierfüßlerstand

- Beide Knie gleichzeitig ca. 1 cm vom Boden abheben.
- Ca. 5 Sek. halten.
- ca. 12–15 Wiederholungen, dann Pause einlegen.
- Die gesamte Übung 2- bis 3-mal durchführen.

Mögliche Fehler:

- Wirbelsäule wird beim Knieabheben gerundet.
- Knie werden zu hoch vom Boden abgehoben.
- Kopf steht nicht in Verlängerung der Wirbelsäule, sondern wird gesenkt oder in den Nacken gelegt.

Hinweis

In der frühen Reha-Phase können – dem individuellen Leistungsvermögen des Patienten angepasst – Übungen mit der Kletterwand geübt werden (s. Übungen 35–38).

Übung 11 Variation

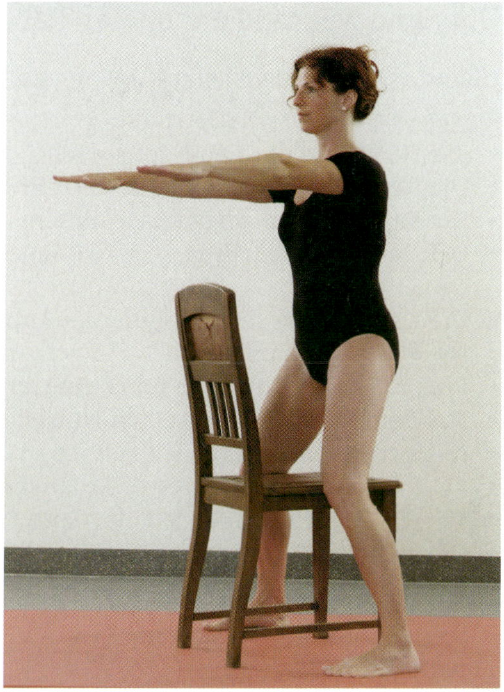

Übung 12

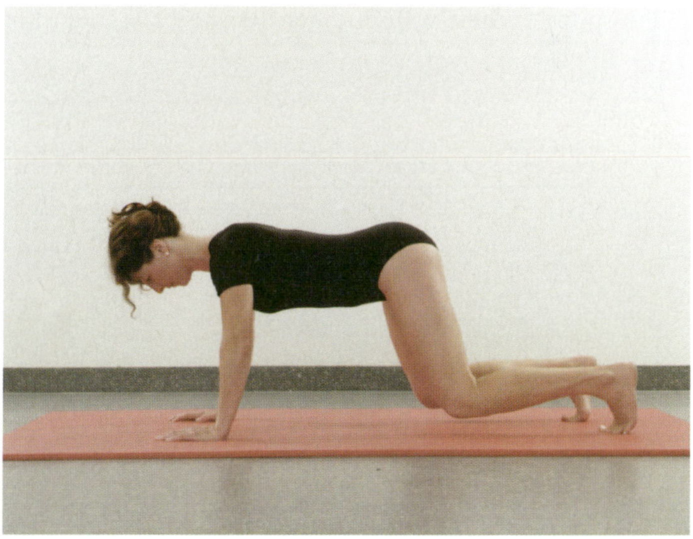

Übungen während der späten Reha-Phase

Übung 13: Rückenmuskelkräftigung und Koordinationsschulung

Ausgangsstellung: Vierfüßlerstand

- Die Hände vor die Schultern stellen.
- Die Ellenbogen leicht beugen und einwärts drehen.
- Die Fingerspitzen zeigen nach außen.
- Den Kopf gerade halten, d. h. die Augen schauen zwischen die Hände.
- Die Kniegelenke stehen hinter den Hüftgelenken.
- Die Fußspitzen aufstellen.
- Eine rutschige Unterlage unter eine aufgestellte Fußspitze legen.
- Das Bein mit der aufgestellten Fußspitze nach hinten strecken.
- In gestreckter Stellung den Fuß ungefähr 5 cm vom Boden abheben.
- Ca. 5 Sek. halten, Bein gestreckt absetzen.
- 12–15 Wiederholungen je Bein, dann Pause einlegen.
- Die gesamte Übung 2- bis 3-mal durchführen.

Mögliche Fehler:

- Wirbelsäule wird beim Strecken, Abheben und Beugen des Beines bewegt.
- Kopf steht nicht in Verlängerung der Wirbelsäule, sondern wird gesenkt oder in den Nacken gelegt.
- Fußspitze verliert während der Beinstreckung den Kontakt mit der Unterlage.

Übung 13

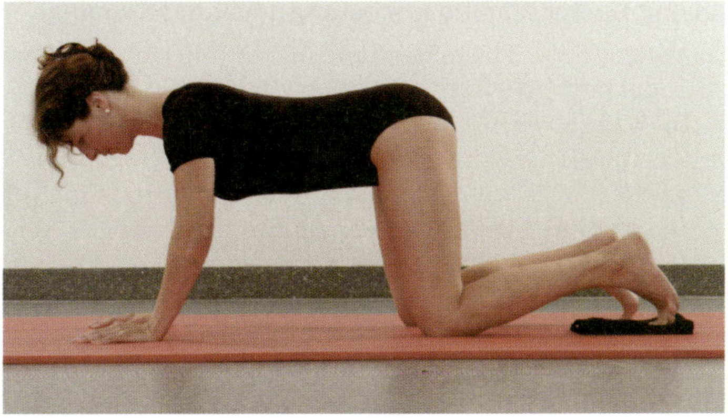

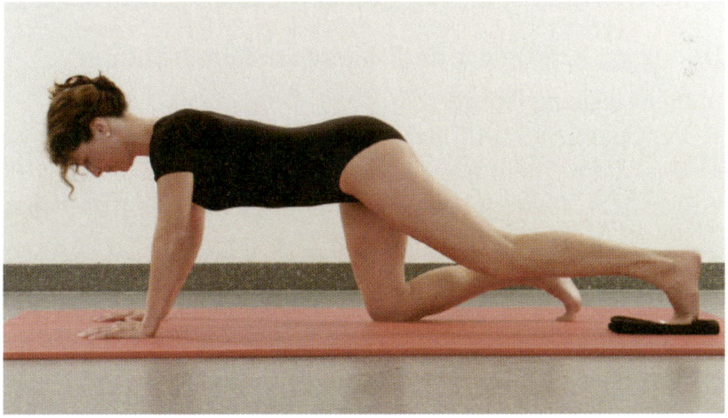

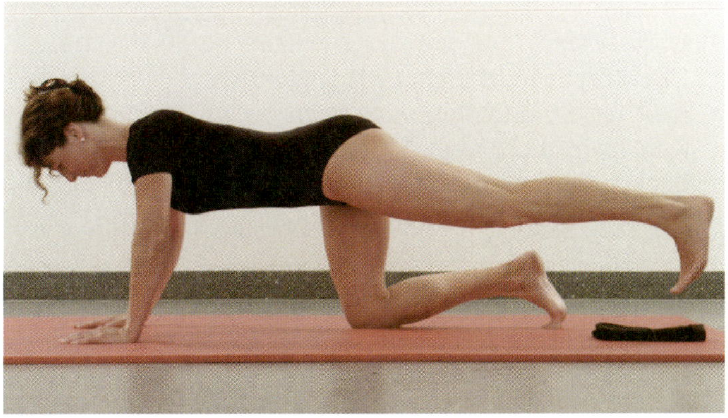

Übung 14: Koordinationsschulung und Rumpftraining

Ausgangsstellung: Vierfüßlerstand mit erweiterter Hüftstreckung

- Beide Knie gleichzeitig ca. 2 cm vom Boden abheben.
- Die Knie abwechselnd vor- und zurückbewegen.
- Ca. 10 Sek. bewegen.
- 12–15 Wiederholungen, dann Pause einlegen.
- Die gesamte Übung 2- bis 3-mal durchführen.

Mögliche Fehler:

- Wirbelsäule wird beim Knieabheben gerundet.
- Knie werden zu hoch vom Boden abgehoben.
- Kopf steht nicht in Verlängerung der Wirbelsäule, sondern wird gesenkt oder in den Nacken gelegt.
- Knie werden beim Vor- und Zurückbewegen zu stark gebeugt.

Übung 15: Kräftigung der Oberschenkelmuskulatur

Ausgangsstellung: Stand

- Verlagern Sie das Gewicht auf ein Bein (Standbein).
- Das andere Bein ungefähr 10 cm vom Boden abheben.
- Das Standbein leicht beugen (ungefähr 50°) und fast wieder strecken.
- 15–20 Wiederholungen, dann das andere Bein als Standbein einsetzen.
- Die gesamte Übung 2- bis 3-mal durchführen.

> *Tipp:* Führen Sie, wenn möglich, die Übung mit Spiegelkontrolle durch.

Mögliche Fehler:

- Oberkörper wird nicht gerade gehalten.
- Knie des Standbeines wird nach innen oder außen bewegt, d. h. das Knie steht nicht über dem Sprunggelenk.
- Becken wird verdreht, es entsteht Bewegung in der Wirbelsäule.
- Belastung ist nicht gleichmäßig auf den ganzen Fuß verteilt.

Übung 14

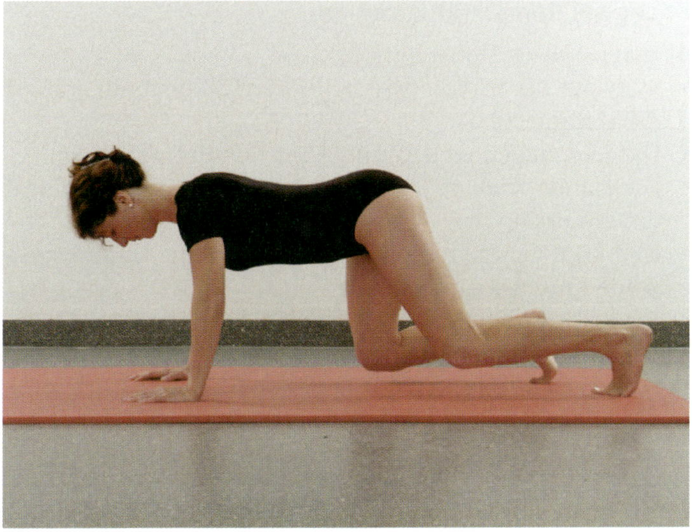

Übung 15

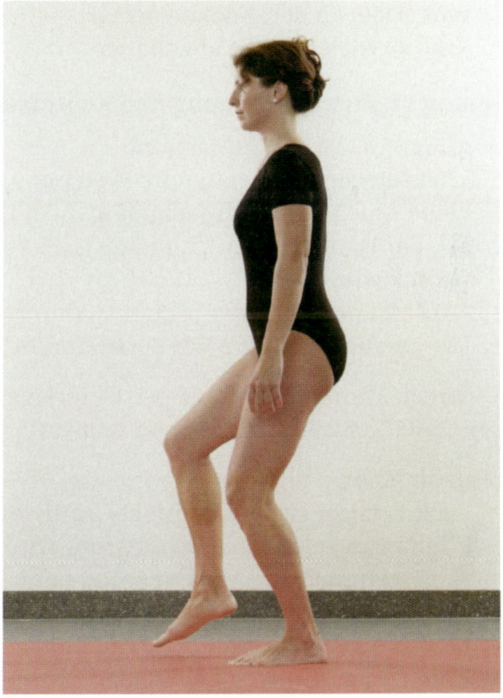

Übung 16: Rumpfkräftigung

Ausgangsstellung: Unterarmstütz

- Statt auf die Hände (wie beim Vierfüßlerstand) stützen Sie sich auf die Unterarme.
- Die Ellenbogen stehen unter den Schultergelenken.
- Die Hände sind zur Faust geschlossen und liegen mit den Handkanten am Boden auf.
- Den Kopf gerade halten, d. h. zwischen die Unterarme schauen.
- Beide Knie fast ausstrecken.
- Beide Knie gleichzeitig ca. 2 cm abheben und ca. 5 Sek. halten.
- 10–15 Wiederholungen, dann Pause einlegen.
- Die gesamte Übung 2- bis 3-mal durchführen.

Mögliche Fehler:

- Absinken oder Runden der Wirbelsäule.
- Becken und Schultergürtel sind nicht in einer Linie, vor allem das Gesäß steht zu hoch.
- Kopf steht nicht in Verlängerung der Wirbelsäule, sondern wird gesenkt oder in den Nacken gelegt.
- Knie werden zu weit abgehoben.

Übung 17: Rumpfkräftigung und Koordinationsschulung

Ausgangsstellung: Vierfüßlerstand

- Eine rutschige Unterlage im Wechsel unter eine Hand legen.
- Beide Knie gleichzeitig ungefähr 2 cm abheben.
- Mit der Hand auf der Unterlage ca. 5 Sek. einige Zentimeter vor und zurück wischen.
- 5–10 Wiederholungen je Hand, dann Pause einlegen.
- Die gesamte Übung 2- bis 3-mal durchführen.

Variation: Mit der Hand auf der Unterlage ca. 5 Sek. einige Zentimeter seitwärts wischen, sonst genau so ausführen wie oben beschrieben.

Mögliche Fehler:

- Becken kippt ab und die Wirbelsäule wird bewegt.
- Ellenbogengelenk des Standarmes wird überstreckt.
- Kopf steht nicht in Verlängerung der Wirbelsäule.
- »Wischbewegung« wird zu weit gemacht.
- Belastung verteilt sich nicht gleichmäßig auf die beiden Fußspitzen.
- Knie werden zu weit abgehoben.

Übung 16

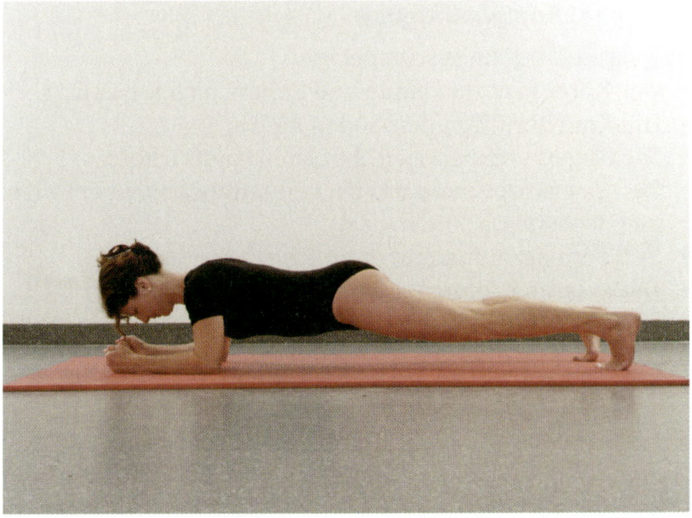

Übung 17

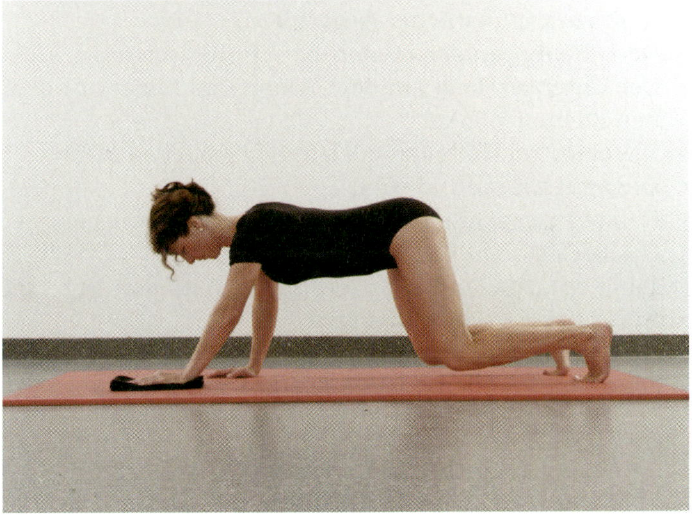

Übung 18: Rumpfkräftigung

Ausgangsstellung: Liegestützposition

- Der Körper ist auf Hände und Zehenspitzen gestützt.
- Die Knie berühren den Boden nicht.
- Die Augen schauen zwischen die Handflächen.
- Den Oberkörper und das Becken durch Beugen der Ellenbogengelenke (Liegestütz) senken.
- 5–15 Wiederholungen, dann Pause einlegen.
- Die gesamte Übung 2- bis 3-mal durchführen.

Mögliche Fehler:

- Kopf steht nicht in Verlängerung der Wirbelsäule, sondern wird gesenkt oder in den Nacken gelegt.
- Das Becken wird tiefer als der Oberkörper abgesenkt.

Übung 19: Kräftigung der seitlichen Rumpfmuskulatur (schräge Bauchmuskulatur)

Ausgangsstellung: seitlicher Liegestütz

- Den Ellenbogen dazu unter die Schulter setzen.
- Der Unterarm liegt auf dem Boden und bildet mit dem Oberarm einen rechten Winkel.
- Die Beine im Hüftgelenk leicht beugen (etwa 30°).
- Die Knie strecken.
- Den oben liegenden Arm auf dem Becken auflegen.
- Das Becken vom Boden hochdrücken.
- Den Kopf dabei in Verlängerung der Wirbelsäule gerade halten.
- Die Position 5–7 Sek. halten.
- 5–10 Wiederholungen, dann Pause einlegen.
- Die gesamte Übung 2- bis 3-mal pro Seite durchführen.

Mögliche Fehler:

- Keine gerade Wirbelsäulenstellung.
- Kopf steht nicht in Verlängerung der Wirbelsäule, sondern ist zur Brust geneigt oder in den Nacken gelegt.
- Becken kippt nach vorn oder nach hinten ab.

Übung 18

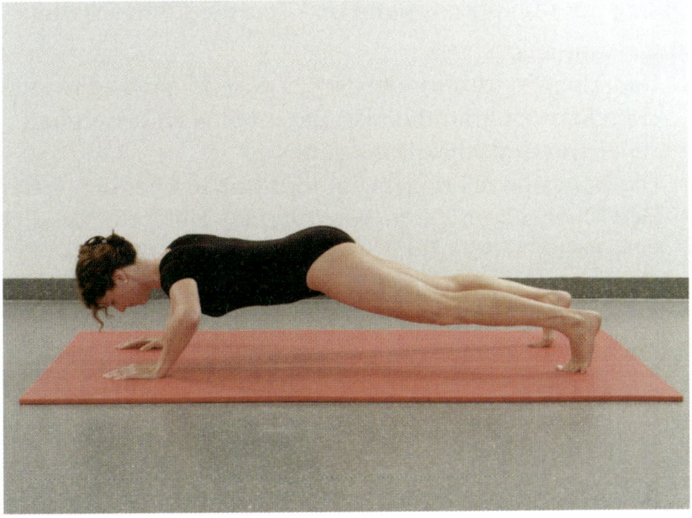

Übung 19

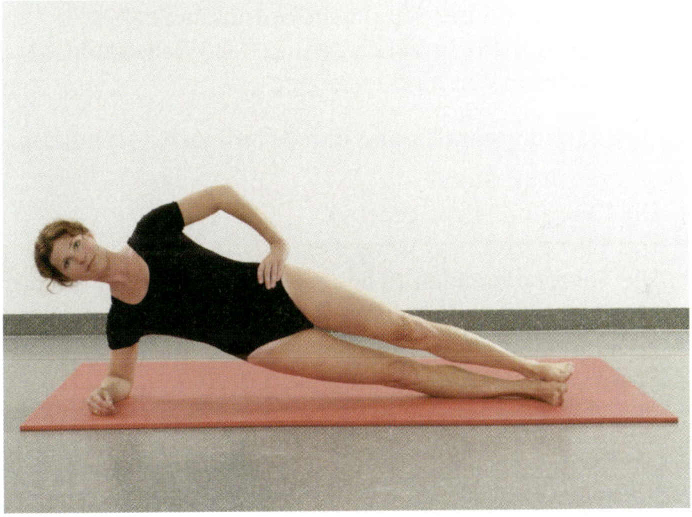

Übung 20: Rumpfkräftigung und Koordinationsschulung

Ausgangsstellung: Stand

- Das Theraband (ein elastisches Gummiband, das in unterschiedlichen Stärken erhältlich ist) unter beide Füße nehmen.
- In leichte Grätschstellung gehen.
- Die Knie sind leicht gebeugt und stehen über den Sprunggelenken.
- Den Oberkörper durch Beugung der Hüftgelenke leicht nach vorn verlagern.
- Nehmen Sie je ein Ende des Bandes in eine Hand.
- Beide Arme seitlich hoch bewegen, die Daumen zeigen dabei nach oben (nicht ganz bis zur Waagrechten) und wieder absenken.
- 10–20 Wiederholungen, dann Pause einlegen.
- Die Übung 2- bis 3-mal durchführen.

Mögliche Fehler:

- Oberkörper wird nach hinten verlagert, es kommt zum Hohlkreuz.
- Schultern werden hochgezogen.
- Arme werden über Schulterhöhe hinaus bewegt.
- Kopf steht nicht in Verlängerung der Wirbelsäule, sondern wird gesenkt oder in den Nacken gelegt.

Übung 21: Rumpfkräftigung und Koordinationsschulung

Ausgangsstellung: Stand

- Die Knie sind leicht gebeugt.
- Das Theraband liegt unter den Füßen.
- Die Therabandenden in der rechten und linken Hand halten.
- Mit der rechten Hand das Band nach rechts oben ziehen und die Spannung langsam wieder abnehmen lassen (das Band immer unter Spannung lassen).
- 10–20 Wiederholungen, dann Pause einlegen.
- Die Übung 2- bis 3-mal je Arm durchführen.

Mögliche Fehler:

- Die Rumpfseite der ziehenden Hand verlängert sich.
- Oberkörper wird nach hinten verlagert.
- Schulter des bewegenden Armes wird hochgezogen.
- Kopf steht nicht in Verlängerung der Wirbelsäule, sondern wird zur Brust gesenkt oder in den Nacken gelegt.
- Knie werden gestreckt.

Übung 20

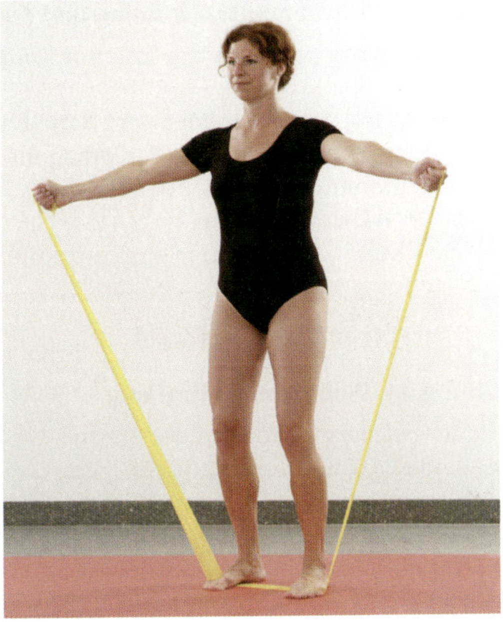

Übung 21

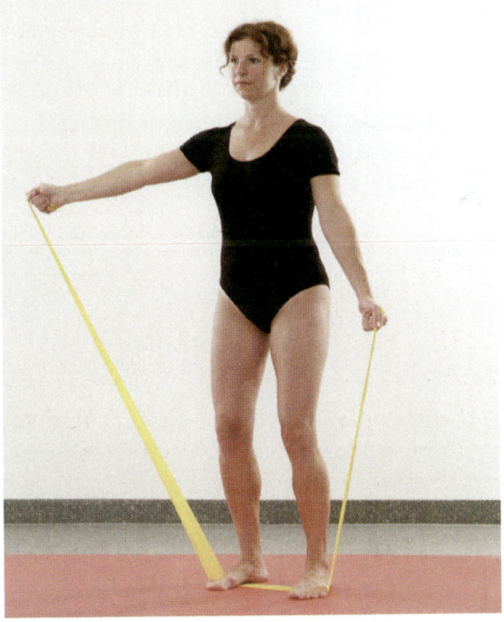

Übung 22: Rückenmuskeltraining und Koordinationsschulung

Ausgangstellung: Stand mit gebeugten Knien, Theraband wie abgebildet halten

- Der rechte Arm liegt über dem Bauch in Richtung linke Hüfte.
- Mit der rechten Hand das Band diagonal von links unten nach rechts oben ziehen und wieder nachlassen.
- ca. 15 Wiederholungen.
- Die Übung 2- bis 3-mal je Arm durchführen.

Mögliche Fehler:

- Oberkörper wird mitgedreht.

Übung 23: Wadenmuskeltraining

Ausgangsstellung: Stand auf der Treppe, Gesicht treppaufwärts richten

- Beide Vorfüße stehen auf der Treppe, die Fersen ragen über die Stufe hinaus.
- Das Gesäß anspannen.
- Auf die Zehenspitzen hochdrücken und Fersen wieder absenken.
- 15–20 Wiederholungen, dann Pause einlegen.
- Die Übung 2- bis 3-mal durchführen.

Mögliche Fehler:

- Abstützen mit den Armen.
- Oberkörper wird nach hinten verlagert.
- Gesäß wird nach hinten geschoben.
- Ungleiche Fußbelastung.

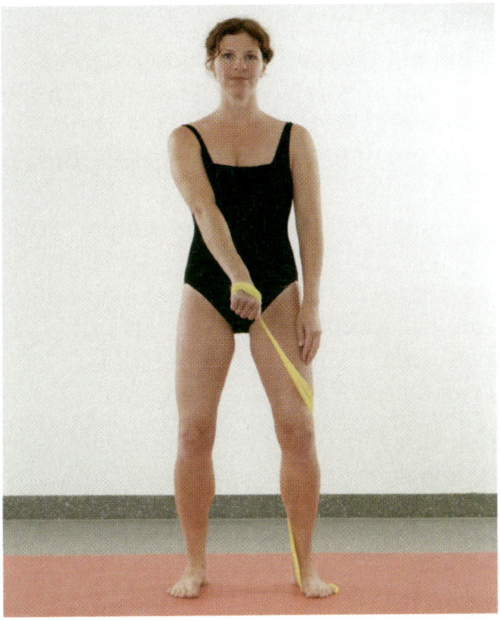

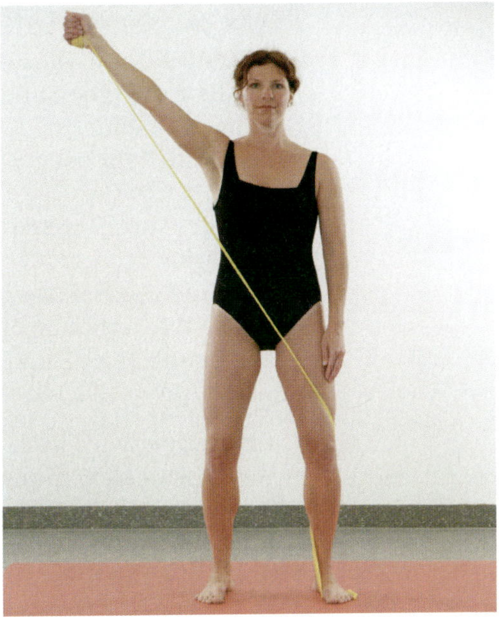

Übung 22

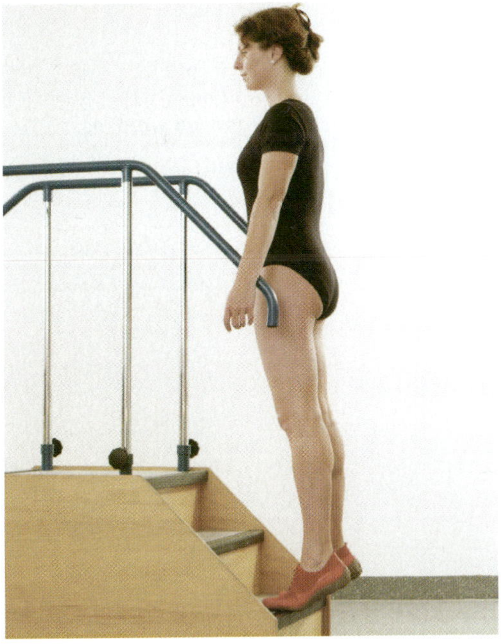

Übung 23

Übung 24: Oberschenkeltraining

Ausgangsstellung: Stand auf der Treppe, Gesicht treppabwärts richten

- Ein Bein auf eine Stufe stellen, das andere vor der Stufe nach unten hängen lassen.
- Das Standbein beugen, bis das Knie über das Sprunggelenk hinaus zeigt.
- Mit der nach unten hängenden Zehenspitze die untere Stufe berühren.
- Das Knie wieder strecken.
- 10–20 Wiederholungen, dann Pause einlegen.
- Die Übung 2- bis 3-mal durchführen.

Mögliche Fehler:

- Oberkörper wird nach hinten verlagert.
- Gesäß wird nach hinten geschoben.
- Becken wird verdreht.
- Knie des Standbeines bewegt sich nach innen oder außen.
- Abstützen mit den Armen.

Hinweis

In der späten Reha-Phase können neben dem Training an der Kletterwand (s. Übungen 35–38) auch Übungen mit dem Schwingstab (s. Übungen 39–47) begonnen werden.

Übung 24

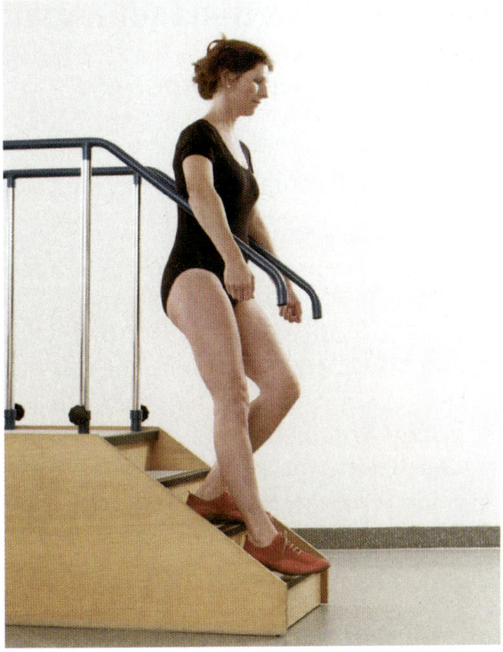

Postoperative Behandlungsphase

Die ersten Bewegungen

Aufstehen über Seitlage

(zuvor wird dies mithilfe des Physiotherapeuten geübt!)

Ausgangsstellung: Rückenlage

- Das der Drehseite abgewandte Bein aufstellen, den entgegengesetzten Arm neben den Kopf legen.
- Über das aufgestellte Bein Druck in die Unterlage geben, Schulter und Beckengürtel zur Seite drehen.
- Der neben dem Kopf liegende Arm und der vor dem Rumpf aufgestützte Arm drücken in die Unterlage.
- Gleichzeitig die gebeugten Beine aus dem Bett nehmen, eine oder beide Fersen gegen die Bettkante drücken.
- Während des Aufrichtens sofort Bodenkontakt aufnehmen.

Mögliche Fehler:

- Schultergürtel und Becken werden während des Drehens in die Seitlage nicht zusammen bewegt.
- Man sitzt während der Aufrichtung, und die Beine hängen frei in der Luft.

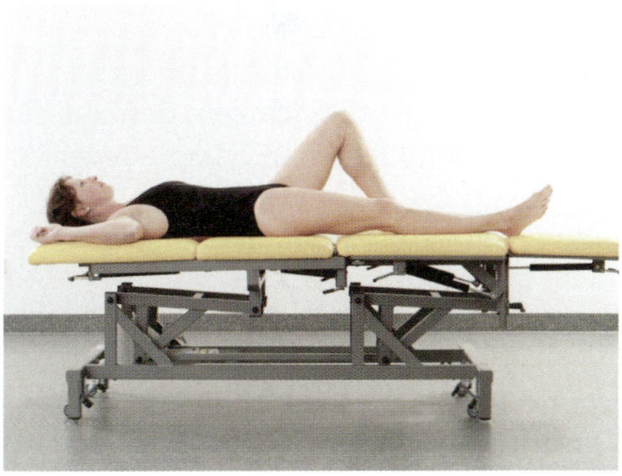

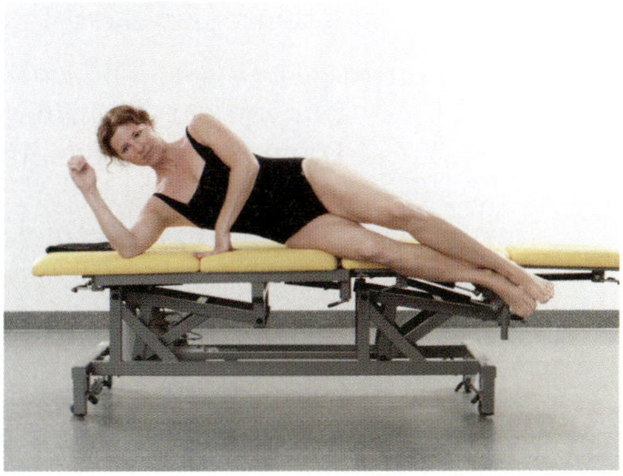

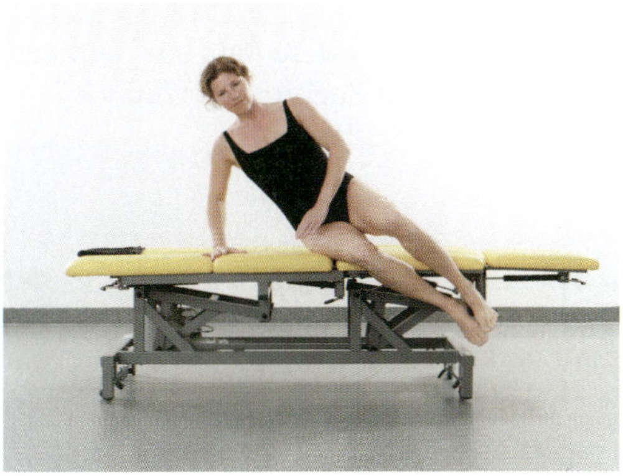

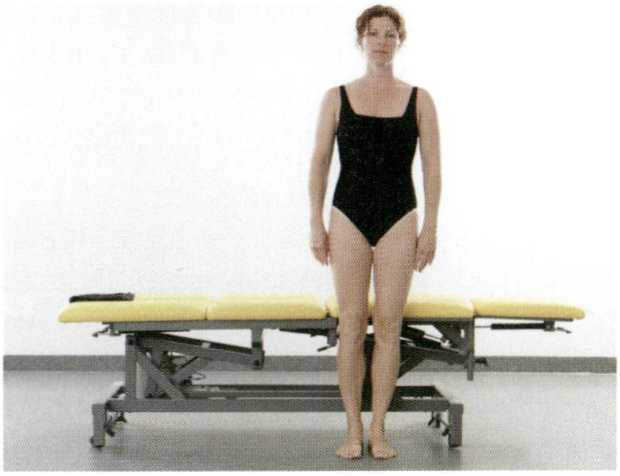

Aufstehen über Bauchlage

Ausgangsstellung: Rückenlage/Bauchlage

- Um von der Rückenlage in die Bauchlage zu gelangen, den auf der Drehseite liegenden Arm neben den Kopf legen und das Bein der anderen Seite aufstellen.
- Den der Drehseite abgewandten Arm zusammen mit dem gebeugten Bein auf die andere Körperseite ziehen.
- Das Becken und den Schultergürtel gleichzeitig über Seit- in Bauchlage drehen.
- Die Unterarme auf Schulterhöhe abstützen (siehe erste Abb.).
- Mit den Unterarmen nach vorn in die Unterlage Druck geben und dabei das bettkantennahe Bein über die Kante schieben und auf dem Boden absetzen.
- Über den Druck und die Armstreckung das andere Bein aus dem Bett schieben und mit der Zehenspitze auf dem Boden aufsetzen.
- Aufrichten, anfangs mithilfe des Physiotherapeuten.

Mögliche Fehler:

- Druck der Arme fehlt.
- Beine werden aktiv abgehoben, und es entsteht Bewegung in der Lendenwirbelsäule.
- Oberkörper wird während des Aufrichtens abgehoben, und es entsteht ein Hohlkreuz.

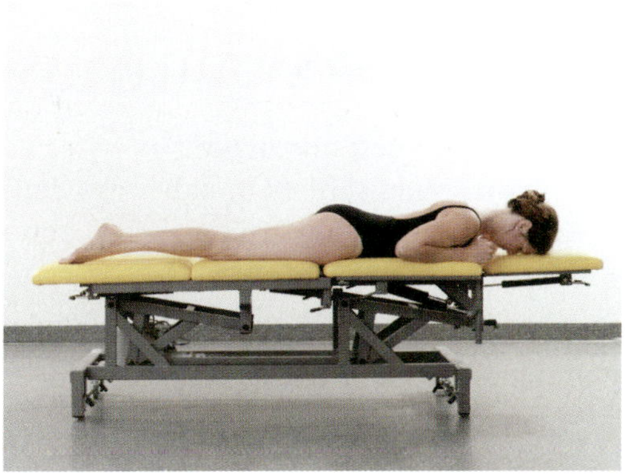

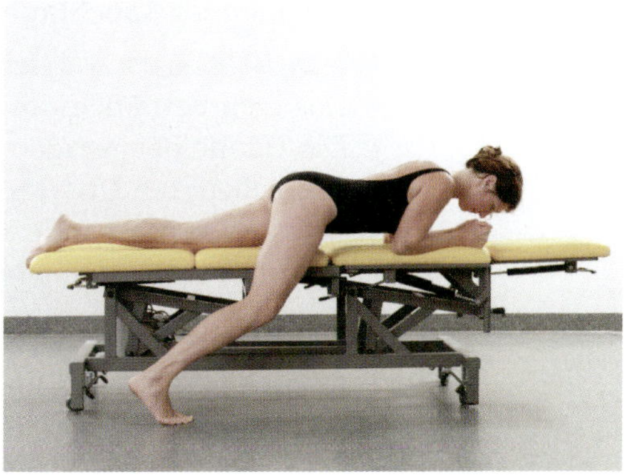

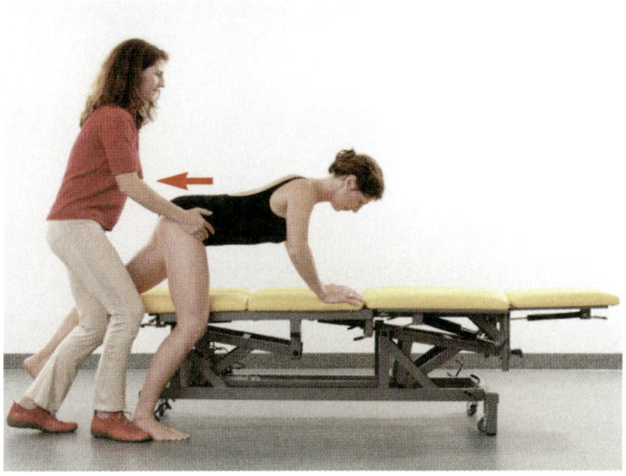

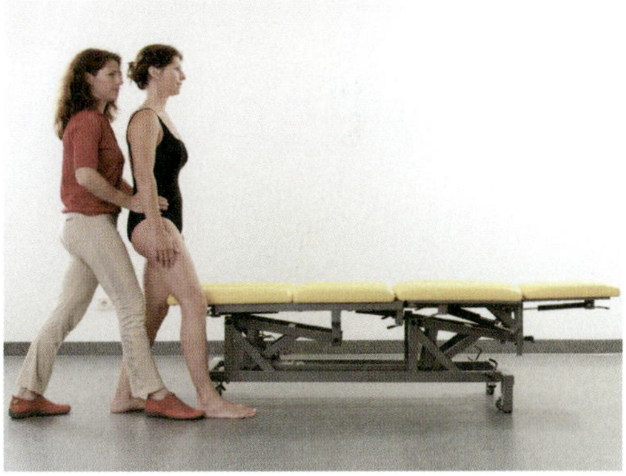

Hinlegen über Bauchlage

Ausgangsstellung: Stand (leicht schräg zum Bett stehen)

- Das dem Bett abgewandte Bein anbeugen.
- Die Hände bei geradem Rücken auf dem Bett abstützen.
- Die gebeugten Unterarme nach vorn oben schieben, dabei das dem Bett zugewandte Bein in das Bett gleiten lassen.
- Das andere Bein abheben und ebenso im Bett ablegen.

Mögliche Fehler:

- Arme bleiben auf Hüfthöhe und gleiten nicht nach vorn.

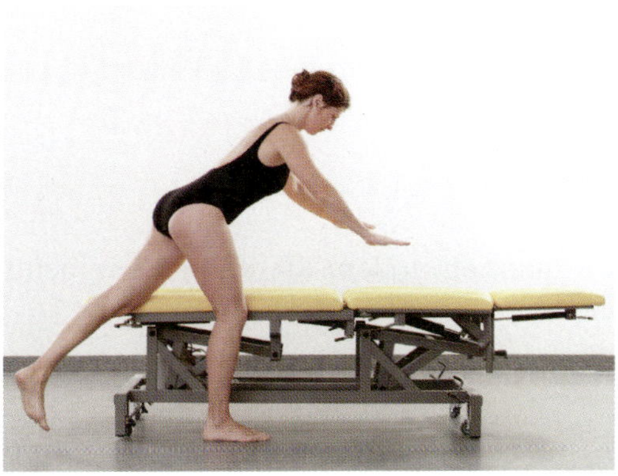

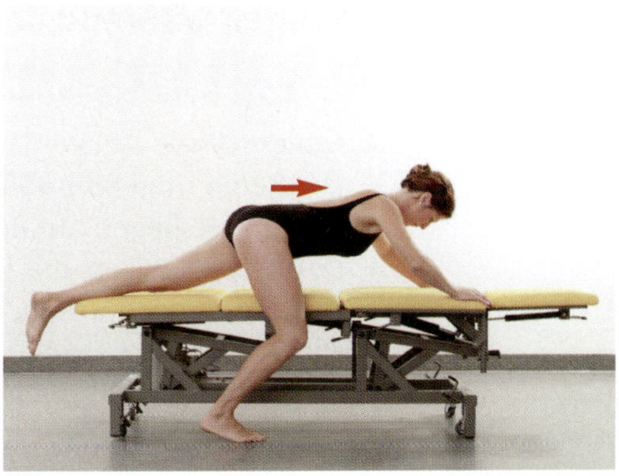

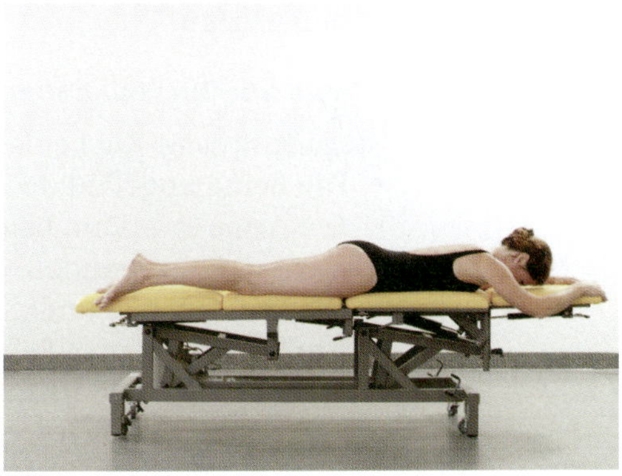

Übungen während der Akutphase

Übung 25: Bauchspannung

Ausgangsstellung: Rückenlage

- Die Beine ungefähr 45° beugen.
- Die Hände liegen auf dem Bauch.
- Den Bauch gegen die Hände spannen, indem die Rippen wie beim Ausatmen nach unten wandern.
- Die Spannung ca. 5 Sek. halten.
- Mehrmals täglich üben.

Mögliche Fehler:

- Lendenwirbelsäule wird in die Unterlage gedrückt oder der Bauch eingezogen.

Übung 26: Rückenspannung

Ausgangsstellung: Rückenlage

- Die Beine ungefähr 45° beugen.
- Die Arme strecken, beide Handrücken liegen auf der Unterlage.
- Das Gesäß anspannen, ohne die Stellung der Wirbelsäule zu ändern.
- Die Handrücken und die Arme in die Unterlage drücken.
- Die Spannung ca. 5 Sek. halten.
- Mehrmals täglich üben.

Mögliche Fehler:

- Lendenwirbelsäule bewegt sich bei der Gesäßspannung.
- Kinn bewegt sich beim Druck der Arme deckenwärts.

Übung 25

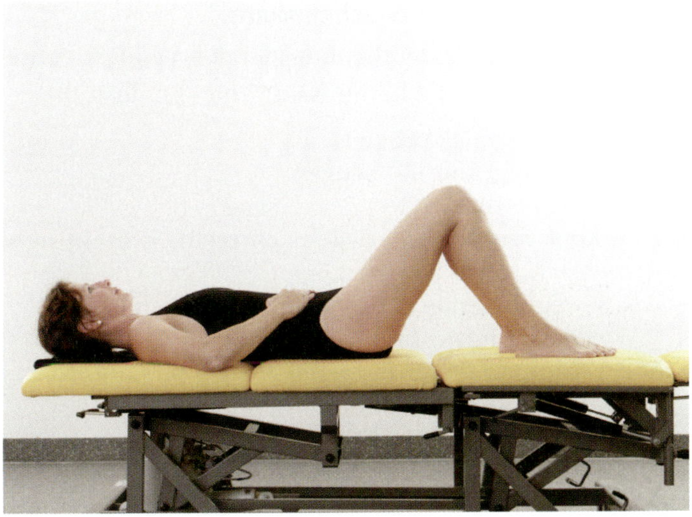

Übung 26

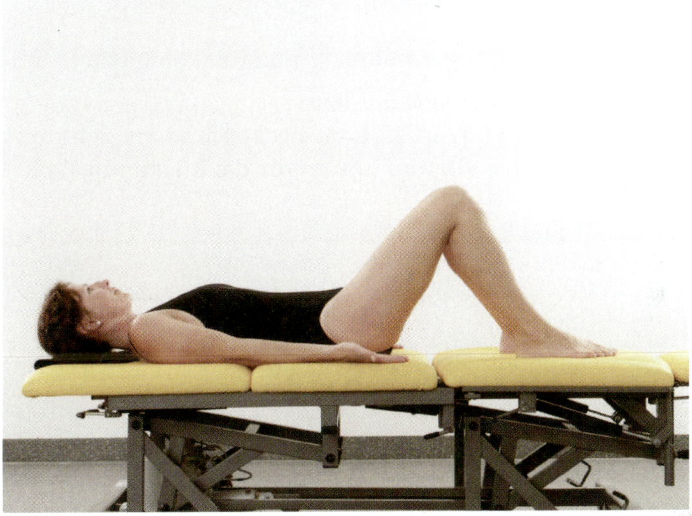

Übung 27: Training der Bauchmuskeln

Anmerkung: Zur Verdeutlichung der Bewegungsrichtung wird diese Übung zuvor mit dem Physiotherapeuten durchgeführt.

Ausgangsstellung: Rückenlage

- Die Beine ungefähr 45° beugen.
- Den Bauch anspannen.
- Den Kopf von der Unterlage nach rechts gedreht heben und beide Arme nach rechts bewegen.
- Am Bewegungsende einige Sekunden halten.
- 5 Wiederholungen, dann Pause einlegen.
- Die gesamte Übung 3- bis 5-mal je Seite durchführen.

Mögliche Fehler:

- Luft wird angehalten.
- Die Arme werden zu weit nach rechts bzw. links bewegt und es kommt zur Drehbewegung im Rumpf.
- Die Beine werden bewegt.

Übung 28a: Training der Bauch- und Rückenmuskeln

Ausgangsstellung: Seitlage auf Bank

- Der Physiotherapeut gibt am Becken und am Schulterblatt vorn für die Bauchmuskeln und hinten für die Rückenmuskeln Widerstand.

Übung 27

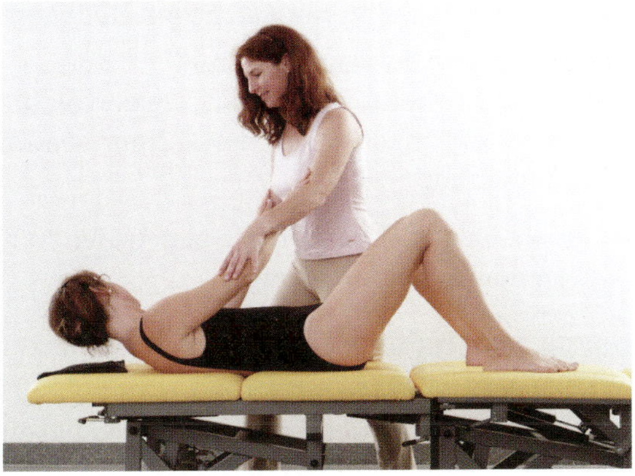

Übung 28a

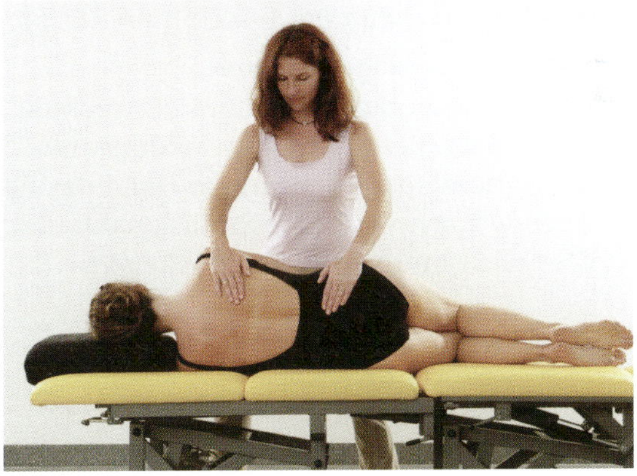

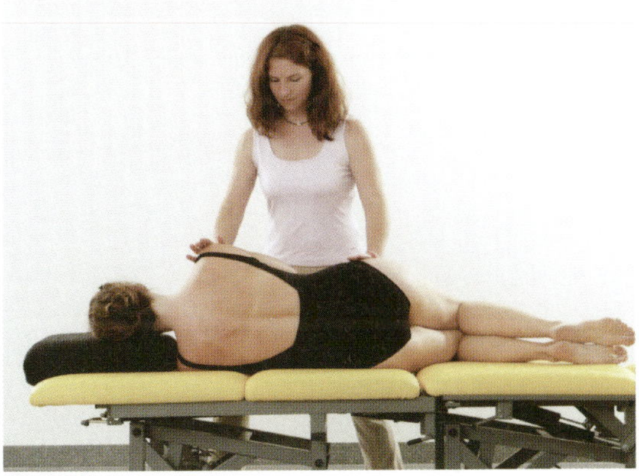

Übung 28b: Training der seitlichen Rückenmuskeln

Ausgangstellung: Seitlage auf Bank

- Der Physiotherapeut gibt am ausgestreckten Arm an der Handfläche Widerstand nach oben, der Patient spannt ohne den Arm zu bewegen nach unten.

Variation: Der Patient bewegt gegen den Widerstand des Physiotherapeuten den Arm zum Rumpf.

Übung 28c: Training der tiefen Rückenmuskeln

Ausgangslage: Seitlage auf Bank

- Der Physiotherapeut gibt an der Rückseite des gestreckten Armes Widerstand und der Patient spannt ohne Bewegung nach hinten.

Übung 28d: Training der Bauch- und Rückenmuskeln

Ausgangslage: Seitlage auf Bank

- Der Physiotherapeut gibt am gestreckten Arm nach hinten und am gestreckten Bein nach vorn Widerstand.
- Der Patient spannt gegen die Hand des Physiotherapeuten ohne Bewegung nach vorn (Bauchmuskelaktivität) und mit den Oberschenkeln nach hinten (Rückenmuskelaktivität).

Übung 28b–d

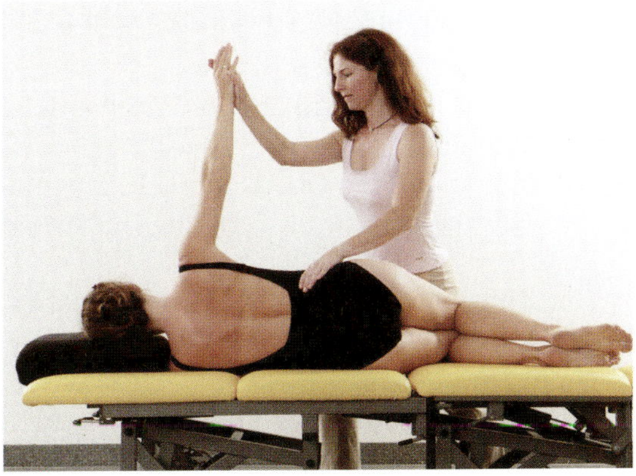

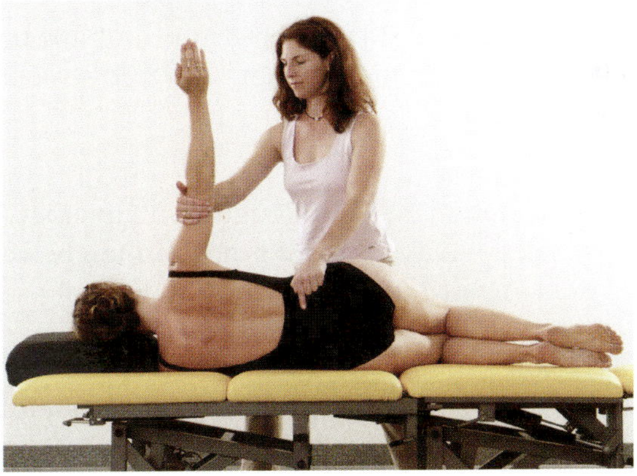

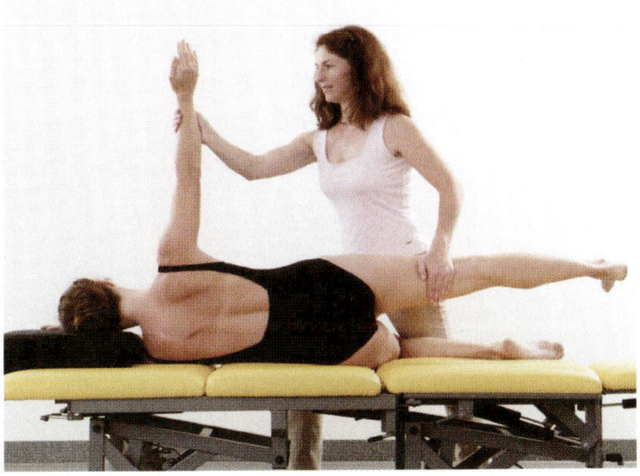

Übung 29: Training der Oberschenkelmuskulatur

Ausgangsstellung: Stand

- Das Gesäß (Kreuzbein) an die Wand anlehnen.
- Die Knie leicht beugen.
- Die Hände auf den Oberschenkeln abstützen.
- Den Oberkörper durch Beugung im Hüftgelenk leicht nach vorn verlagern.
- Die Knie bis maximal 70° beugen, dabei an der Wand entlangrutschen.
- Nicht zu tief sinken lassen, dann das Gesäß wieder fast bis zur Streckung der Knie nach oben schieben.
- 10–20 Wiederholungen, dann Pause einlegen.
- Die gesamte Übung 2- bis 3-mal durchführen.

Variation: In der Hocke verharren und auf beide Zehenspitzen stehen. Die Knie schieben sich nach vorn und strecken sich beim Abheben der Fersen nicht.

Mögliche Fehler:

- Knie stehen bei der Beugung nicht über den Füßen, d. h. die Knie werden nach außen oder nach innen bewegt.
- Rücken wird nicht gerade gehalten.

Übung 30: Training der Oberschenkelmuskulatur

Ausgangsstellung: Schrittstellung, ohne Anlehnen

- Die Hände auf den Oberschenkeln abstützen.
- Den Oberkörper durch Beugung im Hüftgelenk leicht nach vorn verlagern.
- Das vordere Bein mehr belasten.
- Die Knie in dieser Stellung leicht beugen und wieder fast strecken.
- 10–20 Wiederholungen, dann eine Pause einlegen.
- Die gesamte Übung 2- bis 3-mal durchführen.

Mögliche Fehler: Siehe vorherige Übung.

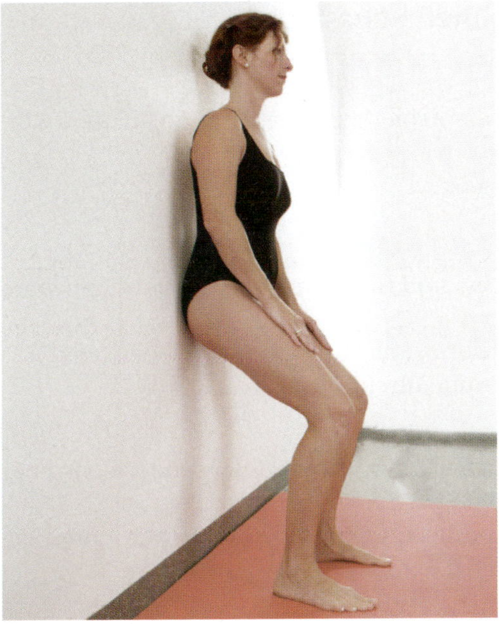

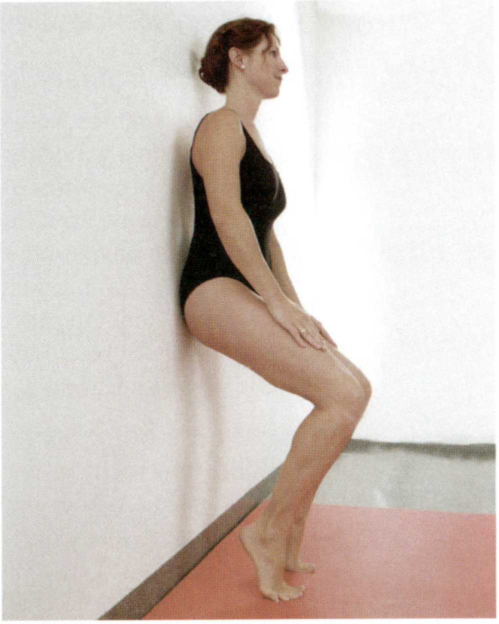

Übung 29

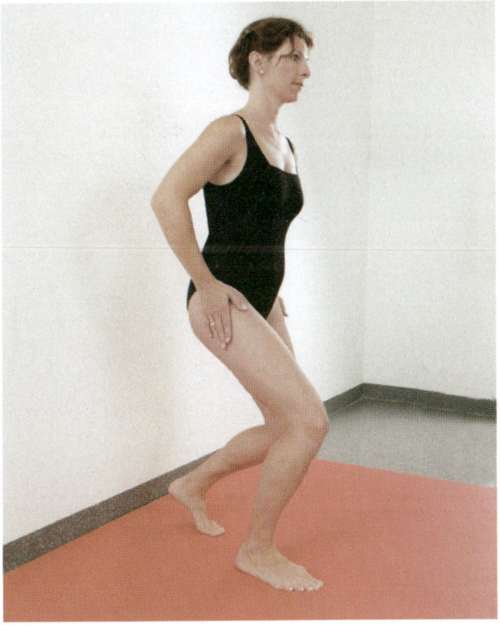

Übung 30

Übungen während der frühen Reha-Phase

Übung 31: Rumpftraining

Ausgangsstellung: Rückenlage, die Arme liegen gebeugt neben dem Körper, Hände sind gefaustet

- Die Beine ungefähr 45° beugen.
- Die Unterarme anbeugen.
- Den Bauch anspannen.
- Den Kopf gedreht nach rechts und links und die Schultern abheben, den Kopf dabei gerade halten.
- Die Arme 15- bis 20-mal deckenwärts strecken und wieder senken.
- Die gesamte Übung 2- bis 3-mal durchführen.

Mögliche Fehler:

- Kopf steht nicht in Verlängerung der Wirbelsäule, sondern wird zur Brust gezogen oder nach oben gestreckt.
- Bauch wird eingezogen und die Lendenwirbelsäule nach unten gedrückt.

Übung 31

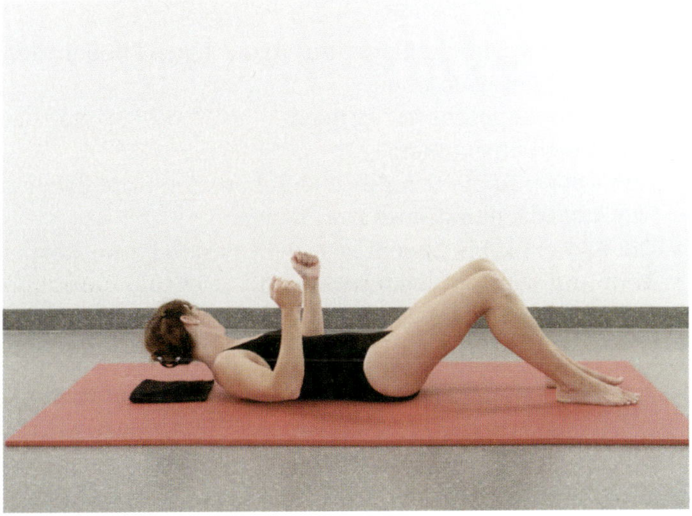

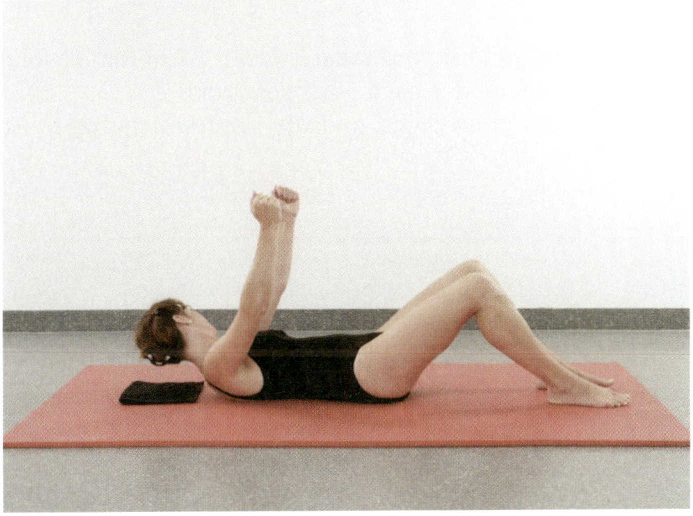

Übung 32: Rumpftraining

Ausgangsstellung: Rückenlage, die Arme liegen neben dem Körper, die Daumen zeigen nach oben

- Die Beine ungefähr 45° beugen.
- Den Bauch anspannen.
- Den Kopf und die Schultern abheben, den Kopf dabei gerade halten.
- Die Handflächen zeigen zum Körper.
- Die Arme 15- bis 20-mal gestreckt parallel zum Körper in Richtung Kopf und wieder zurück bewegen.
- Die gesamte Übung 2- bis 3-mal durchführen.

Hinweis

Anfangs können die Übungen auch durchgeführt werden, ohne dabei den Kopf und die Schultern abzuheben.

Mögliche Fehler:

- Kopf steht nicht in Verlängerung der Wirbelsäule, sondern wird zur Brust gezogen oder nach oben gestreckt.
- Bauch wird eingezogen und die Lendenwirbelsäule nach unten gedrückt.

Übung 32

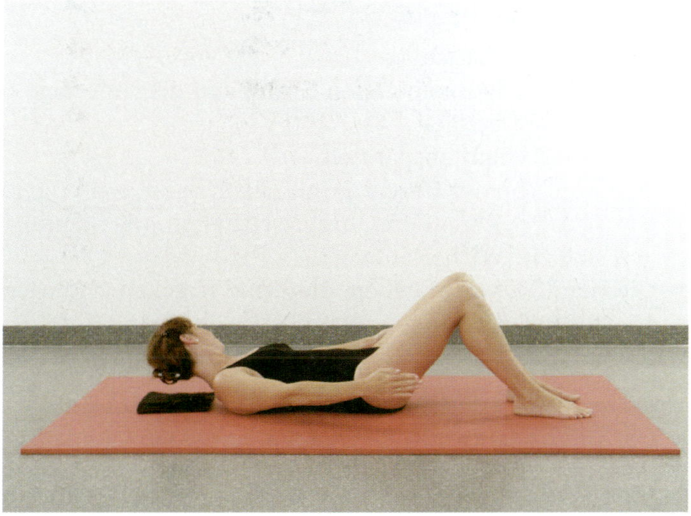

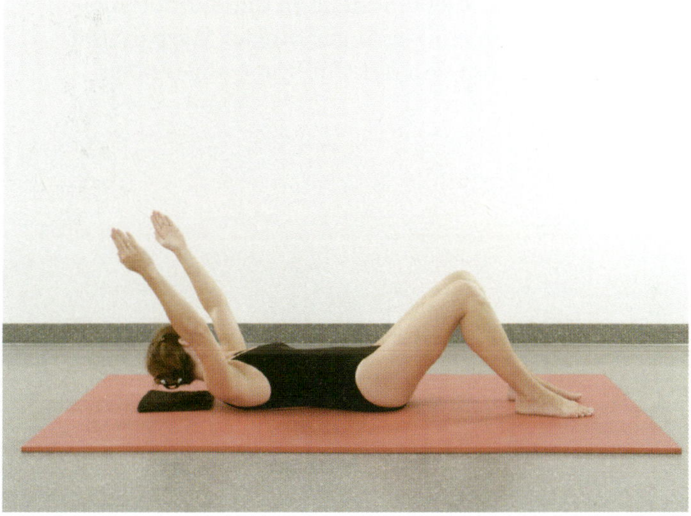

Übung 33: Rumpftraining

Ausgangsstellung: Bauchlage

- Die Handflächen neben den Hüften auf die Unterlage stützen, Ellenbogen leicht beugen.
- Das Gesäß leicht anspannen.
- Den Kopf von der Unterlage abheben, dabei weiter gerade halten.
- Die Schultern von den Ohren wegziehen, die Schulterblätter bewegen sich zur Wirbelsäule.
- Die Handflächen abheben, die Arme strecken und wieder beugen.
- 15–20 Wiederholungen, dann Pause einlegen.
- Die gesamte Übung 2- bis 3-mal durchführen.

Variante:

- Die Übung kann mit Gewichten in beiden Händen gesteigert werden.

Mögliche Fehler:

- Schulterblätter bleiben nicht an der Wirbelsäule.
- Kopf steht nicht in Verlängerung der Wirbelsäule.
- Oberkörper wird von der Unterlage abgehoben.

Übung 33

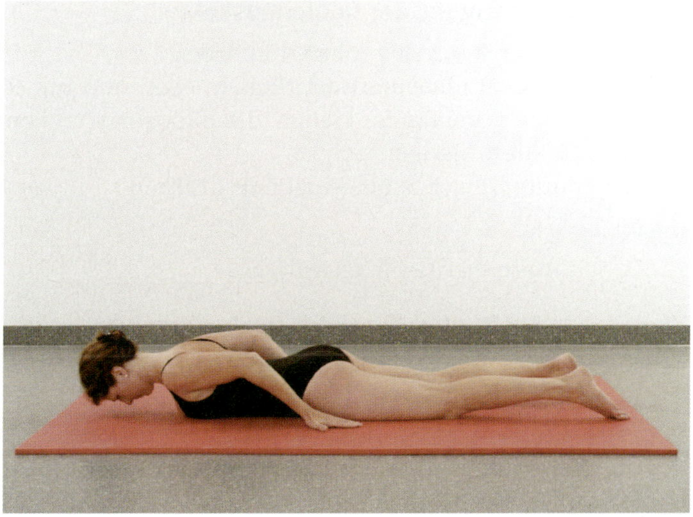

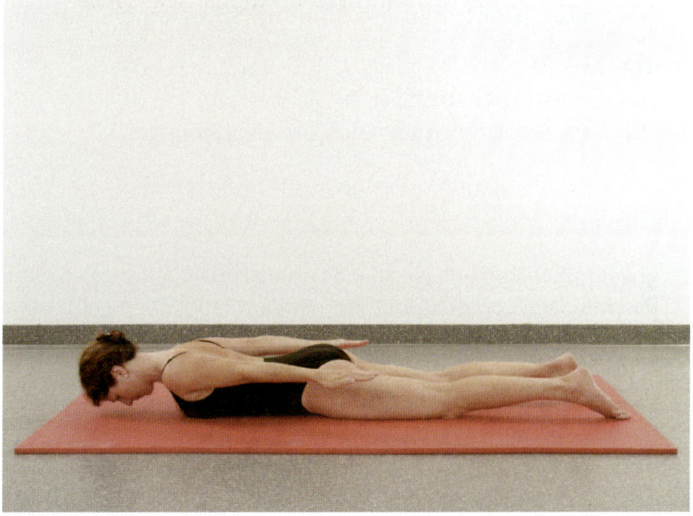

Übung 34a: Kräftigung der Rumpfmuskeln

Ausgangsstellung: Stand mit gebeugten Knien

- Das Theraband über die Handrücken legen und mit 90° gebeugten Unterarmen auseinander ziehen, die Ellbogen strecken sich dabei.
- Ca. 15 Wiederholungen.
- Die gesamte Übung 2- bis 3-mal durchführen.

Mögliche Fehler:

- Die Schultern werden hochgezogen.

Übung 34b: Kräftigung der tiefen Rückenmuskeln

Ausgangsstellung: Stand mit gebeugten Knien vor Stuhl

- Die rechte gefaustete Hand hält das Theraband.
- Der rechte Arm ist vor dem Körper ca. 80° gestreckt abgehoben, die linke Hand hält das andere Ende des Bandes und drückt leicht gegen die Stuhllehne.
- Die Knie spannen gegen den Stuhlsitz.
- Die rechte Hand zieht das Band im Sinne einer Drehung nach rechts.

Mögliche Fehler:

- Der Oberkörper dreht sich.
- Die Beine werden nicht gleichmäßig belastet.

Hinweis

In der frühen Reha-Phase können – dem individuellen Leistungsvermögen des Patienten angepasst – Übungen mit der Kletterwand geübt werden (s. Übungen 35–38).

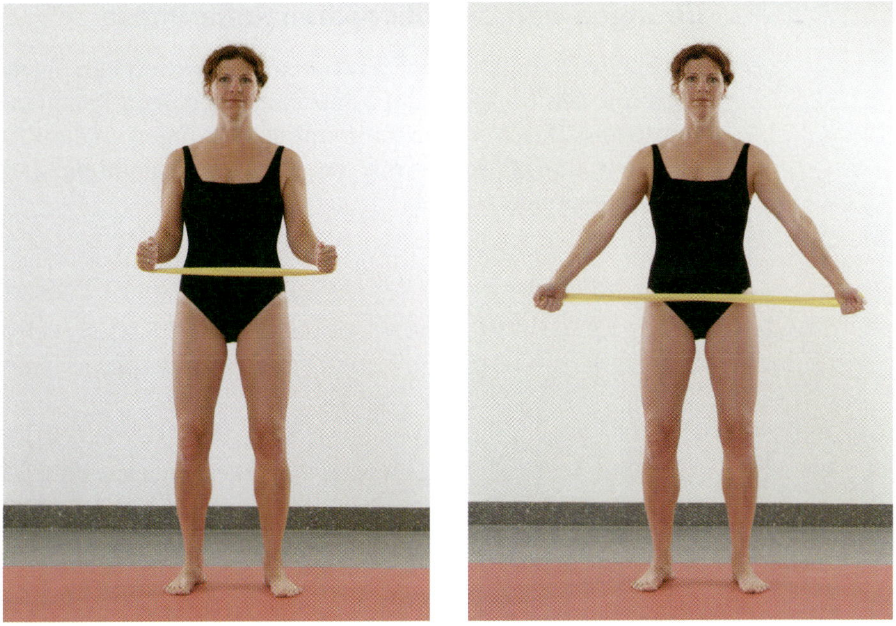

Übung
34a

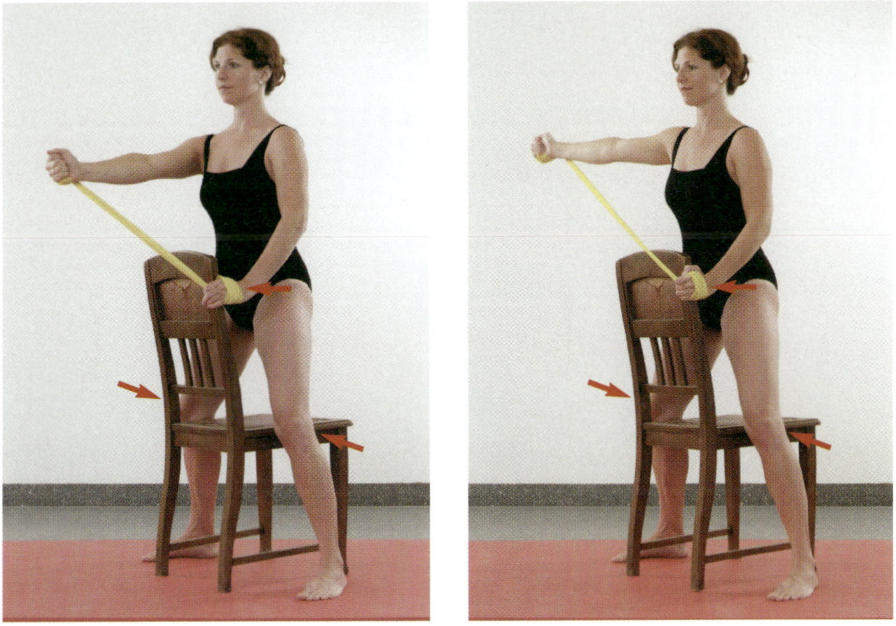

Übung
34b

Übungen während der späten Reha-Phase

Sämtliche Übungen in der postoperativen späten Reha-Phase sind identisch mit den Übungen der konservativen späten Reha-Phase (s. Übungen 13–24). Des Weiteren kann mit den Übungen an der Kletterwand (s. Übungen 35–38) sowie mit den Schwingstabübungen (s. Übungen 39–47) begonnen werden.

Übungen an der Kletterwand

Bevor die Übungen an der Kletterwand erläutert werden, soll kurz auf den Sinn und somit auf die Anwendungsvorteile in der Physiotherapie eingegangen werden.

Die Kletterwand stellt eine noch nicht allzu bekannte, aber äußerst sinnvolle Ergänzung zu gängigen physiotherapeutischen Maßnahmen dar. Besonders gut kann der funktionelle Aspekt berücksichtigt und Bewegungsmuster aufgegriffen werden, wie sie im Alltag und Sport vorkommen. Die nachfolgenden Übungen sind für die frühe und späte Reha-Phase geeignet.

Vorteile für den Therapeuten sind gute Korrekturmöglichkeiten und ein exaktes Training bei entsprechender Anleitung des Patienten. Weiterhin kann in guter Kokontraktion (Muskelmantelspannung) und ohne Hilfe von Fremdgewichten geübt werden, die bei Rückenbeschwerden mit Vorsicht einzusetzen sind. Der Therapeut sollte genau visuell und taktil kontrollieren, ob der gewünschte Muskel bzw. die Muskelgruppe zur Kontraktion kommt um so ein optimales Training zu gewährleisten.

> Nach anfänglicher therapeutischer Anleitung können die Übungen auch selbstständig durchgeführt werden. Darüber hinaus stellt das Klettern eine unbedingt rückenfreundliche Sportart dar, wobei natürlich kein Extremsport gemeint ist. Sie kann vielen Patienten nach ärztlicher Rücksprache empfohlen werden.

Rückenschmerzen und Operationen verändern oft die physiologische Spannung des Muskels und schaffen eine andere Spannungssituation, die bei jedem Patienten unterschiedlich ist. Bei spezifischem Training kann häufig eine erhöhte Durchblutung (Hyperämisierung) an den großen Muskelpartien beobachtet werden.

Übung 35: Kräftigung der Bauch- und Rückenmuskulatur

Ausgangsstellung: Kletterwand

- Beide Hände greifen die Kletterwandgriffe, die Füße stehen auf den Griffen auf, so dass die Knie leicht gebeugt sind.
- Kopf wird in Verlängerung der Wirbelsäule eingestellt und die Körperspannung wird aufgebaut, indem eine Hand ca. 5 Sekunden seitlich abgehoben wird.
- Nach ca. 5–15 Wiederholungen die Seiten wechseln.
- Pause einlegen und die gesamte Übung 2- bis 3-mal je Seite durchführen.

Mögliche Fehler:

- Beim Abheben der Hand wird das Becken verdreht.
- Kopf wird nach oben oder unten gehalten.

Übung 36a: Training der Rumpfspannung

Ausgangsstellung: Kletterwand

- Die Füße stehen auf unterschiedlich hohen Griffen.
- Die Hand, die dem höher stehenden Fuß zugewandt ist, greift nach oben, die andere Hand greift nach unten.
- Der nach oben gerichtete Arm soll während des Hochziehens an der Kletterwand ca. 5 Sekunden abgehoben werden.
- Nach ca. 5–15 Wiederholungen die Seiten wechseln.
- Pause einlegen und insgesamt 2- bis 3-mal die Übung je Seite durchführen.

Übung 36b: Training der Rumpfspannung

Ausgangsstellung: Kletterwand

- Der dem hoch stehenden Arm abgewandte Fuß soll während des Hochziehens an der Kletterwand abgehoben werden.
- Kopf folgt der Bewegung.
- Sich nur so weit hochziehen, dass die Spannung ohne Verdrehen des Rückens gehalten werden kann.
- Wiederholungs- und Serienanzahl wie bei Übung 36a.

Mögliche Fehler:

- Rücken wird verdreht.
- Der Kopf schaut nicht zum oben stehenden Arm.

Übung 35

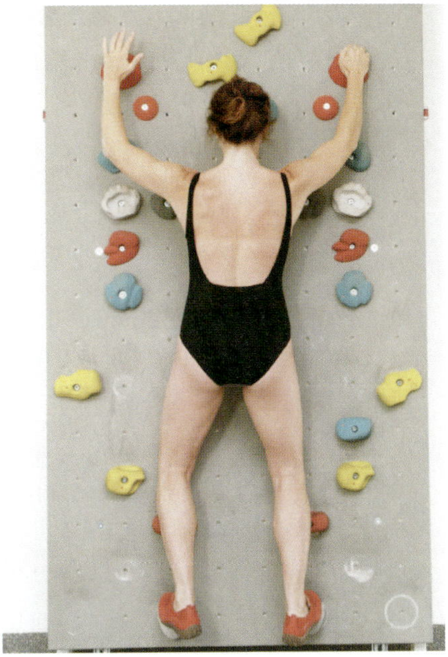

Übung 36 a und b

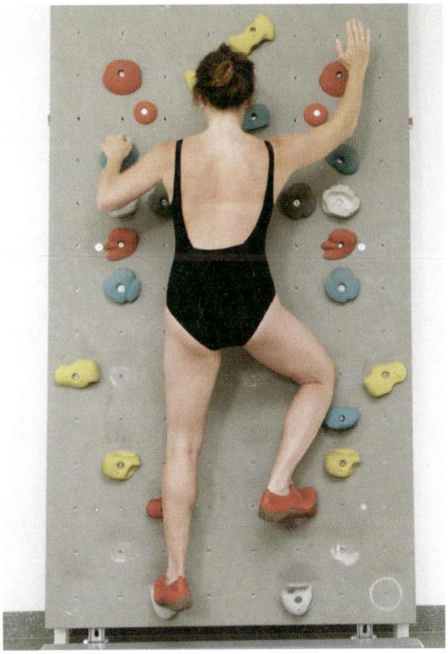

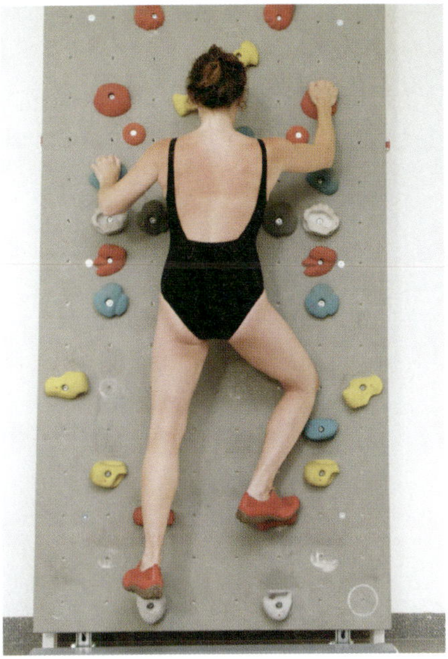

Übung 37: Training der seitlichen Rumpfmuskeln

Anmerkung: Diese Übung kann nur mithilfe eines Therapeuten gemacht werden.

Ausgangsstellung: Seitlage vor Kletterwand

- Seitlage auf der Bank, das Becken und die Oberschenkel sind mit einem Gurt fixiert, der Oberkörper des Patienten liegt auf der Bank auf, die Arme sind gestreckt und die Hände nehmen Kontakt mit den Griffen an der Kletterwand auf.
- Der Therapeut gibt den Impuls an der unten liegenden Seite, diese soll angespannt werden, indem sich die oben liegende Hand von dem Griff löst.
- Nach ca. 5 Wiederholungen die Seiten wechseln.
- Pause einlegen und insgesamt 2- bis 3-mal die Übung je Seite durchführen (je nach Kondition des Patienten).

Hinweis

Steigerungen können insofern erreicht werden, wenn der Oberkörper weniger weit auf der Bank liegt.

Mögliche Fehler:

- Die Wirbelsäule wird abgerundet.
- Der Kopf steht nicht in Verlängerung der Wirbelsäule.

Übung 37

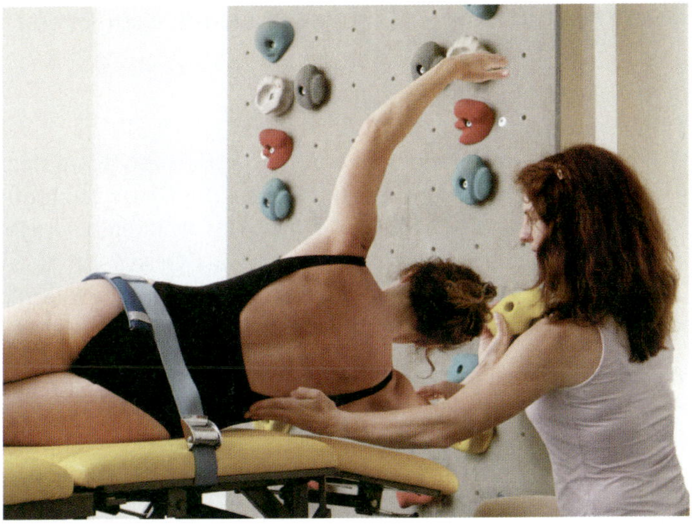

Übung 38: Ganzkörperspannung (Bauch-Rücken-Oberschenkel-Training)

Ausgangsstellung: Sitz vor Kletterwand

- Wirbelsäulengerechter Sitz auf dem Pezziball.
- Die Hände greifen wie abgebildet die Haltegriffe an der Kletterwand.
- Die Hände ziehen in der Vorstellung die Griffe nach unten.
- Das Gewicht soll durch das Rollen des Pezziballes nach vorn auf die Füße gebracht werden, dabei wird das Gesäß leicht vom Ball abgehoben. Der Physiotherapeut verhindert das Wegrollen des Balles.
- 2- bis 3-mal mit ca. 5–15 Wiederholungen.

Variation:

- Die Hände können enger oder weiter auseinander gesetzt werden.

Mögliche Fehler:

- Das Gewicht wird ungleich auf die Füße verteilt.
- Der Armzug und das Rollen auf dem Ball erfolgt nicht gleichzeitig.
- Knie stehen nicht über den Füßen, sondern knicken nach innen weg.

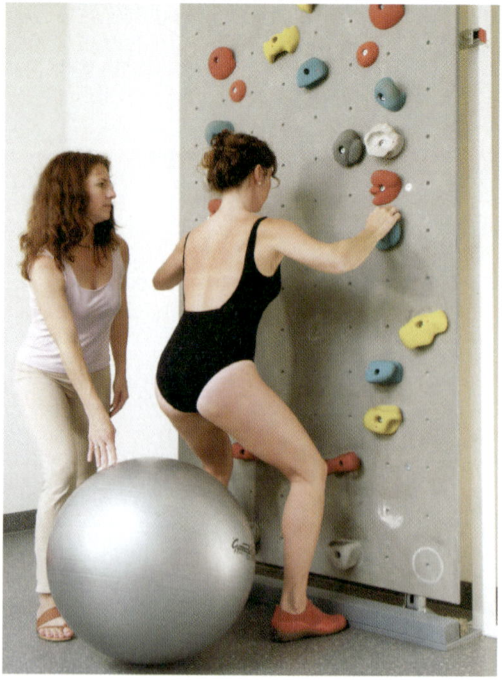

Übungen mit dem Schwingstab (Propriomed)

Das Propriomed ist ein elastischer Stab, der ein geeignetes Übungsgerät im Bereich der Rehabilitation darstellt. Der Vorteil liegt insbesondere in einer intensiven Koordinationsschulung, einer geringen Gelenkbelastung sowie einer guten Möglichkeit zum Training der tiefen Rückenmuskulatur. Synergistische Muskelgruppen werden durch individuelle Einstellungsfrequenzen am Gerät aktiviert und in einer Haltung trainiert, in der auch die Bandscheiben einem nur mäßigen Druck unterliegen; daher wird der aufrechte Stand als Ausgangsposition für die nachfolgenden Übungen gewählt.

Vor dem Üben ist es wichtig, dass der Patient das Training mit dem Stab ausgeruht beginnt. Die Übungen, die für die späte Reha-Phase konzipiert sind, sollen durch therapeutische Einweisung individuell festgelegt werden.

Übungsgeräte, die so genannte Frequenzregler an den beiden Enden aufweisen, sind dazu geeignet, unterschiedliche Schwierigkeitsstufen einzustellen. Befinden sich alle Frequenzregler außen am Stab, bedeutet dies die leichteste Trainingsstufe; die schwerste Stufe kann erreicht werden, indem die flexiblen Regler so weit wie möglich nach innen platziert werden. Der Patient kann beim weiteren Eigentraining die Steigerungsmöglichkeiten selbst einstellen.

Übungshinweise:

- Die impulsgebende Hand macht während der gesamten Übung möglichst minimale Bewegungen. Ausweichbewegungen im Sinne einer Mitbewegung des Schulter- und Beckengürtels sollen in jedem Fall vermieden werden.
- Bei allen Übungen wird der Stab locker mit den Fingern gehalten. Der Ausschlag bzw. die Schwingungen des Stabes erfolgen über ein rhythmisches Hin- und Herbewegen in Verlängerung des Unterarmes oder im rechten Winkel dazu. Dabei werden die Ellenbogen minimal (kaum sichtbar) gebeugt.
- Für die Übungen ist eine gesamte Übungsdauer von ca. 5–10 Minuten empfehlenswert.
- Die hier vorgestellten Übungen lassen eine individuelle Auswahl zu.

Übung 39: Rumpftraining, Betonung der Bauchmuskeln

Ausgangsstellung: Stand mit gebeugten Beinen, Oberkörper wird leicht nach vorn verlagert

- Stab wird locker mit beiden Händen umfasst und senkrecht vor dem Köper gehalten.
- Bewegungsrichtung der Arme: vor und zurück.
- Dauer des Schwingens ca. 15 Sek., Steigerung auf ca. 45 Sek.
- Wiederholung: 2- bis 3-mal.

Mögliche Fehler:

- Kopf und Körper bewegen sich mit.
- Ellbogen werden zu weit gebeugt.
- Schwingbewegung ist zu gering oder unrhythmisch.

Übung 40: Rumpftraining, Betonung der seitlichen Rumpfmuskeln

Ausgangsstellung: Stand mit gebeugten Beinen, Oberkörper wird leicht nach vorn verlagert

- Stab locker mit den Händen waagrecht vor den Köper halten.
- Bewegungsrichtung der Arme: vor und zurück.
- Dauer des Schwingens ca. 15 Sek., Steigerung auf ca. 45 Sek.
- Wiederholung: 2- bis 3-mal.

Mögliche Fehler:

- Kopf und Körper bewegen sich mit.
- Ellbogen werden zu weit gebeugt.
- Schwingbewegungen sind zu gering oder unrhythmisch.
- Stabenden sind nicht auf einer Höhe.

Übung 41: Seitliches Rumpftraining (asymmetrisch)

Ausgangsstellung: Stand mit gebeugten Beinen, Oberkörper wird leicht nach vorn verlagert

- Stab mit einer Hand (abwechselnd rechte/linke Hand) locker greifen, der Unterarm ist rechtwinklig gebeugt.
- Bewegungsrichtung des Arms: vor und zurück.
- Dauer des Schwingens ca. 15 Sek., Steigerung auf ca. 45 Sek.
- Wiederholung: 2- bis 3-mal je Hand.

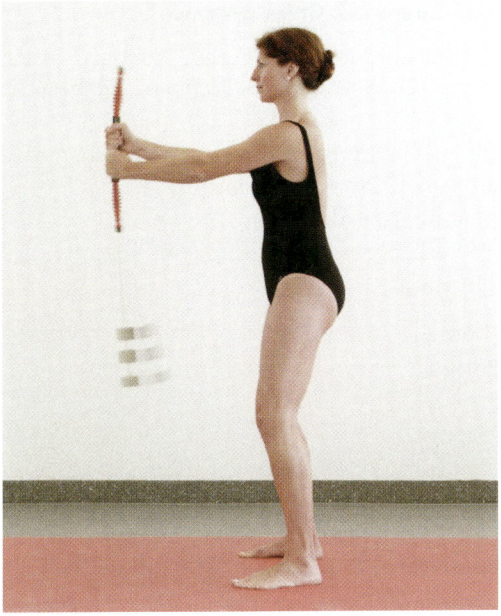

Übung 39

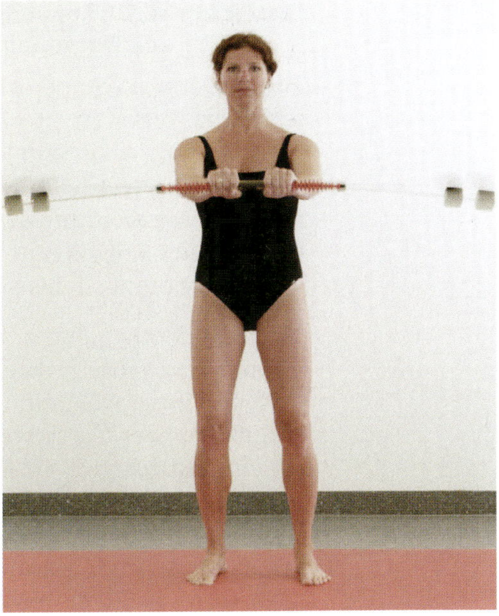

Übung 40

Mögliche Fehler:

- Körper wird nicht gerade gehalten.
- Kopf bewegt sich mit.
- Ellbogen werden zu weit gebeugt.
- Schwingbewegungen sind zu gering oder unrhythmisch.

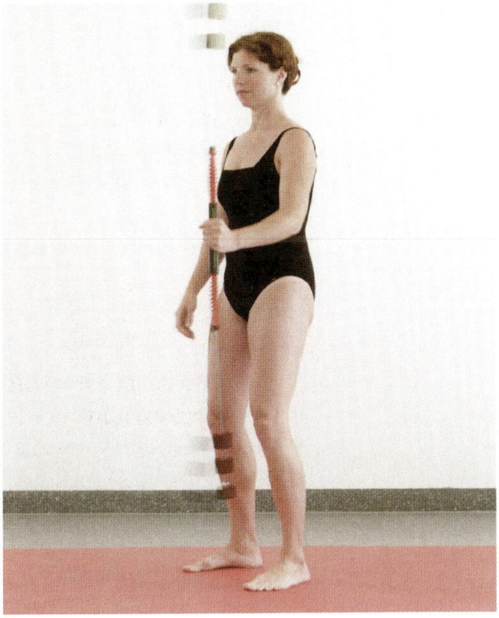

Übung 41

Übung 42: Seitliche Rumpfmuskulatur mit Betonung der Schulter- und Nackenmuskulatur

Ausgangsstellung: Stand mit gebeugten Beinen, Oberkörper wird leicht nach vorn verlagert

- Stab wird locker mit ca. 90° gebeugtem Ober- und Unterarm (abwechselnd rechte/linke Hand) über den Kopf gehalten.
- Bewegungsrichtung des Arms: hoch und runter.
- Dauer des Schwingens ca. 15 Sek., Steigerung auf ca. 45 Sek.
- Wiederholung: 2- bis 3-mal je Hand.

Mögliche Fehler:

- Kopf wird nicht gerade gehalten.
- Kopf bewegt sich mit.
- Ellbogen werden zu weit gebeugt.
- Schwingbewegungen sind zu gering oder unrhythmisch.

Übung 43: Rumpfmuskulatur mit Betonung der Brustmuskeln

Ausgangsstellung: Stand mit gebeugten Beinen, Oberkörper wird leicht nach vorn verlagert

- Stab wird locker mit ca. 90° gebeugten Unterarmen waagrecht vor dem Körper gehalten.
- Bewegungsrichtung der Arme: oben und unten.
- Dauer des Schwingens ca. 15 Sek., Steigerung auf ca. 45 Sek.
- Wiederholung: 2- bis 3-mal.

Mögliche Fehler:

- Oberkörper wird nach hinten verlagert.
- Schultergürtel wird nicht stabil gehalten.
- Schwingbewegung ist zu gering oder unrhythmisch.

Übung 44: Seitliche Rumpfmuskulatur mit Betonung der Schultermuskeln

Ausgangsstellung: Stand mit gebeugten Beinen, Oberkörper wird leicht nach vorn verlagert

- Stab wird locker mit ca. 90° gebeugtem Unterarm (abwechselnd rechte/linke Hand) hoch gehalten.
- Bewegungsrichtung des Arms: rechts und links.
- Dauer des Schwingens ca. 15 Sek., Steigerung auf ca. 45 Sek.
- Wiederholung: 2- bis 3-mal je Hand.

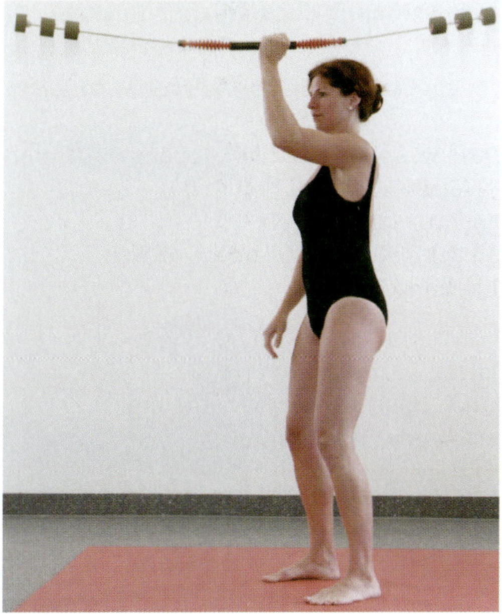

Übung 42

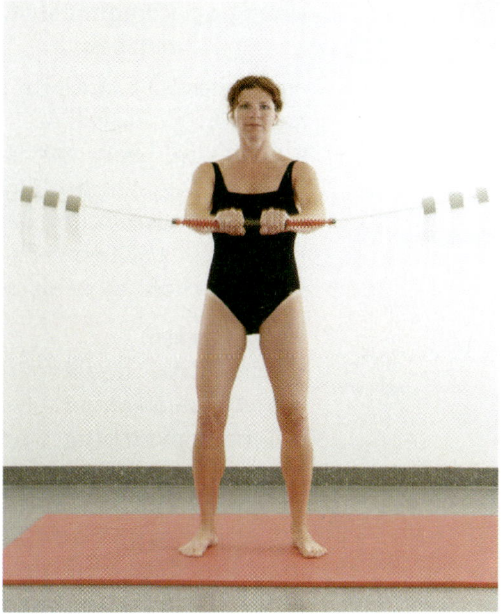

Übung 43

Mögliche Fehler:

- Oberkörper wird nicht stabilisiert.
- Kopf bewegt sich.
- Schwingbewegung ist zu gering oder unrhythmisch.

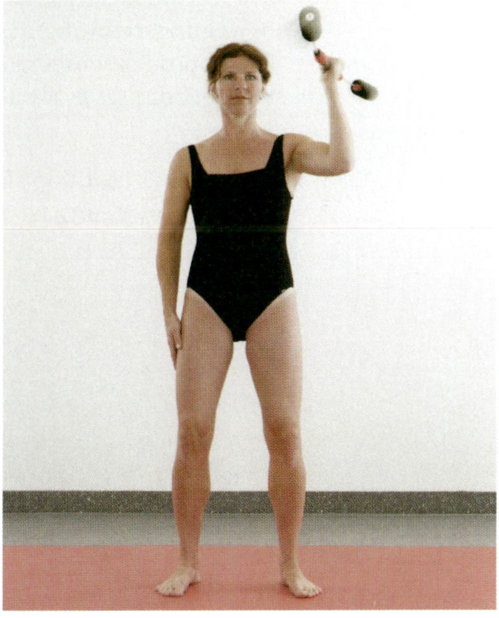

Übung 44

Übung 45: Rumpfmuskulatur mit Betonung der seitlichen Rückenmuskeln

Ausgangsstellung: Stand mit gebeugten Beinen, Oberkörper wird leicht nach vorn verlagert

- Stab wird bei ca. 90° abgespreiztem Arm und 90° gebeugtem Unterarm waagrecht hoch gehalten (abwechselnd rechte/linke Hand).
- Bewegungsrichtung des Arms: vor und zurück.
- Dauer des Schwingens ca. 15 Sek., Steigerung auf ca. 45 Sek.
- Wiederholung: 2- bis 3-mal je Hand.

Mögliche Fehler:

- Oberkörper und Kopf werden bewegt.
- Stabenden sind unterschiedlich hoch bei der Schwingung.
- Schwingbewegung ist zu gering oder unrhythmisch.

Übung 46: Rumpftraining mit Betonung der Schultermuskulatur

Ausgangsstellung: Stand mit gebeugten Beinen, Oberkörper wird leicht nach vorn verlagert

- Stab wird locker mit einer Hand (abwechselnd rechte/linke Hand) seitlich gehalten.
- Unterarm ist ca. 90° gebeugt.
- Bewegungsrichtung des Arms: rechts und links.
- Dauer des Schwingens ca. 15 Sek., Steigerung auf ca. 45 Sek.
- Wiederholung: 2- bis 3-mal je Hand.

Mögliche Fehler:

- Oberkörper und Kopf werden bewegt.
- Schwingbewegung ist zu gering oder unrhythmisch.

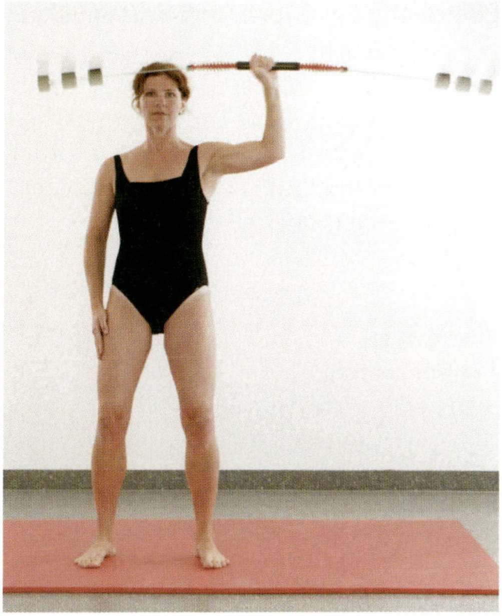

Übung 45

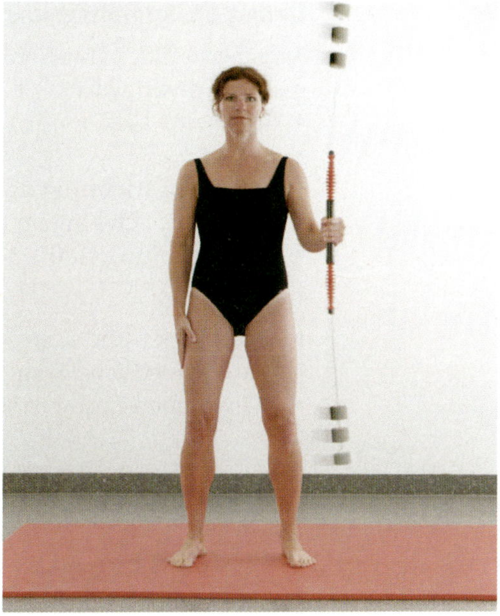

Übung 46

Übung 47: Rumpftraining mit Betonung der Bauch- und Brustmuskeln

Ausgangsstellung: Stand mit gebeugten Beinen, Oberkörper wird leicht nach vorn verlagert

- Stab wird locker mit beiden Händen senkrecht vor den Körper gehalten.
- Bewegungsrichtung der Arme: rechts und links.
- Dauer des Schwingens ca. 15 Sek., Steigerung auf ca. 45 Sek.
- Wiederholung: 2- bis 3-mal.

Mögliche Fehler:

- Oberkörper und Kopf werden bewegt.
- Unterschiedliche Bein- und Fußbelastung.
- Schwingbewegung ist zu gering oder unrhythmisch.

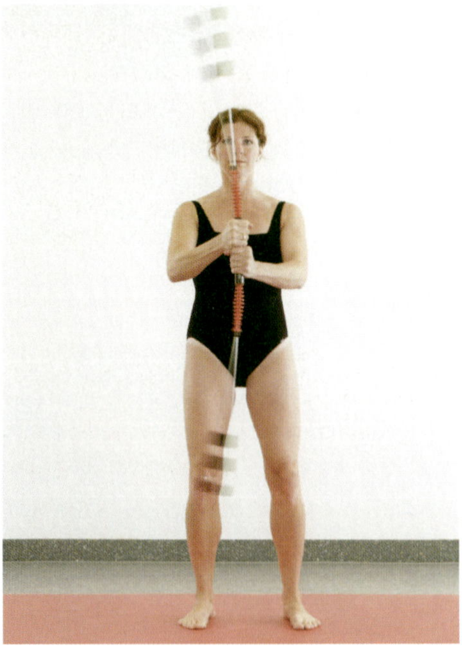

Ergänzende Übungen

Übungen im Wasser

Warmes Wasser mit einer Temperatur von 32° bis 34 °C ist ideal für eine Übungsbehandlung im Wasser. Dadurch werden Sie entspannt, das Wasser nimmt Ihnen die körperliche Belastung und fördert die Muskelfestigung durch seinen Widerstand.

Übungsempfehlungen für Schwimmer: Die selbsttätigen Übungen können entweder in Form des einfachen Schwimmens mit wechselndem Schwimmstil oder gezielt nach Anleitung durchgeführt werden.

Voraussetzung für eine erfolgreiche Schwimmbehandlung ist die vollständige Entkrampfung unseres Körpers. Treten Beschwerden auf, so kann das Folge von Angst und Unsicherheit im Wasser sein, was wiederum zu einer falschen Haltung führt. Längeres Brustschwimmen ist aufgrund der dadurch ständig überstreckt gehaltenen Wirbelsäule zu vermeiden. Günstig für die Wirbelsäule sind Kraulschwimmen und Rückenschwimmen. Auch häufiges Drehen um die eigene Körperachse im Wasser, einmal links, einmal rechts herum, ist empfehlenswert. Dadurch werden Spannungszustände leicht beseitigt. Die spielerische Fortbewegung im Wasser ist besonders vorteilhaft.

Übungsempfehlungen für Nichtschwimmer:

- Gehen mit großen Schritten.
- Gehen mit großen Schritten und dabei die Arme kräftig durch das Wasser ziehen, jeweils Arm und Bein der Gegenseite.
- Seitwärts gehen: Beim Abspreizen der Beine die Arme ebenfalls abspreizen, beim Schließen der Beine die Arme zum Körper heranziehen.
- Rückwärts gehen.
- Sehr schnell im Wasser treten, so dass der Körper aufrecht im Wasser steht.

Übungen im Gehen

- Gehen Sie unter Kontrolle der Augen auf einer Linie entlang.
- Nehmen Sie nun ein Seil zur Hilfe, legen Sie es auf die Erde, und gehen Sie an ihm entlang. Sehen Sie nicht hin, sondern tasten Sie das Seil mit den Füßen.

- Gehen Sie nun auf den Zehen, achten Sie darauf, dass diese den Fuß von den Zehenballen bis zu den Zehenspitzen weiter abdrücken. Anmerkung: Von hinten muss man die ganze Fußsohle sehen, das gilt auch für das normale Gehen.
- Gehen Sie jetzt auf den Zehen über ein Seil.
- Gehen Sie jetzt rückwärts, blicken Sie nicht nach hinten, sondern versuchen Sie, mit den Füßen den Raum nach hinten auszutasten.
- Mit musikalischer Untermalung rhythmisch vor- und zurückgehen. Das Einschlagen der entgegengesetzten Richtung darf keine Schwierigkeiten machen.

Übungen zur Schmerzlinderung

Treten akut Schmerzen auf, muss der Arzt aufgesucht werden. Leiden Sie unter immer wiederkehrenden leichteren Schmerzzuständen, und ist Ihr behandelnder Arzt darüber informiert, so können Sie auch selbst etwas zur Schmerzlinderung tun:

- Entlastung der Wirbelsäule und gleichmäßige Wärme (z. B. Heizdecke) in Rückenlage.
- Ein warmes Bad wirkt oft schmerzlindernd.

Dazu können Sie beim Nachlassen der schmerzhaften Spannung leichte Übungen im Wasser durchführen, wobei Sie die Schmerzgrenze immer beachten müssen (s. Übungen im Wasser).

> Die hier aufgeführten Übungen im Wasser, die Übungen im Gehen und die Übungen zur Schmerzlinderung dürfen in der postoperativen Reha-Phase nur nach Anleitung und unter Aufsicht begonnen werden.

Maßnahmen bei Gefühlsstörungen

Streichen, Beklopfen, auch Massagen mit weicher Bürste können im Bereich der gestörten Hautbezirke zu einer besseren Rückkehr der normalen Gefühlsempfindung führen.

Übungen bei Muskelschwäche (Lähmungen)

Bei bestehenden Muskelschwächen und Lähmungen muss mit der betroffenen Muskulatur besonders intensiv geübt werden. Dazu ist fachgerechte, physiotherapeutische Anleitung notwendig. Hat der Patient die Übungen (Ausgangsstellung, Übungsauswahl, Häufigkeit und Pausen) erlernt, kann er selbstständig weiterüben, um die Muskulatur zu kräftigen. Bleibt ein Übungserfolg zunächst aus, ist es wichtig, sich ausdauernd und bewusst auf die erwünschte Muskeltätigkeit zu konzentrieren.

Fremdwörterverzeichnis

Affekt
Gemütsverfassung; im engeren Sinn als heftige Gemütswallung mit vegetativer Begleiterscheinung definiert

Analgetika
schmerzstillende Mittel

Anatomie
Lehre vom Bau der Körperteile

Antikoagulanzien
gerinnungshemmende Substanzen

Antiphlogistika
Entzündungshemmende Mittel

Anulus fibrosus
äußerer Faserknorpelring der Zwischenwirbelscheibe

Balance
Gleichgewicht

Biochemie
Grundlagenwissenschaft, die mit den Methoden der Chemie die Lebensvorgänge im Organismus untersucht

Biomechanik
Lehre von den mechanischen Vorgängen in und an Lebewesen

Cauda equina
Nervenfaserbündel, die vom Ende des Rückenmarkes etwa in Höhe des zweiten Lendenwirbels nach unten den Lendenwirbelkanal ausfüllen

charakteristisch
kennzeichnend

Chondrosis intervertebralis
frühes Stadium der Bandscheibenveränderung infolge Gewebealterung

chronisch
sich langsam entwickelnd, langsam verlaufend

Claudicatio intermittens
unterbrochenes (intermittierendes) Hinken

Degeneration
Entartung

Diagnose
Erkennung und Benennung von Krankheiten

Diszitis
Entzündung der Zwischenwirbelscheibe

Discus intervertebralis
Zwischenwirbelscheibe

dorsal
hinten (nach dem Rücken hin liegend)

Dura mater spinalis
harte Rückenmarkshaut

Endoskop
Instrument zur Untersuchung und operativen Behandlung von Körperinnenräumen

Facetten-Syndrom
von den Zwischenwirbelgelenken ausgehende Schmerzzustände

Fibrose
Vermehrung des Bindegewebes

Foramen intervertebrale
Zwischenwirbelloch für den Durchtritt der Nervenwurzeln

Fusion
hier: operativ herbeigeführte Wirbelverschmelzung

Hemilaminektomie
Entfernung eines Wirbelhalbbogens

Hydratation
Bindung von Wasser an chemische Substanzen

Hyperämisierung
erhöhte Durchblutung

individuell
für die einzelne Person eigentümlich; vereinzelt

Infiltration
hier: Umspritzen mit Medikamenten

Injektion
Einspritzung von Flüssigkeiten (Heilmitteln) in den Körper, auch zu diagnostischen Zwecken

Instabilität
Unbeständigkeit (hier: Lockerung im Bewegungssegment)

intradiskal
innerhalb der Zwischenwirbelscheibe (z. B. Kontrastmitteleingabe)

intraspinal
innerhalb des Wirbelkanals

intrathekal
innerhalb des Nervenwasserraumes

kaudal
(schwanz-)fußwärts

Konflikt
Zwiespalt

Kyphose
Buckel; bogenförmige, nach hinten gerichtete Krümmung der Wirbelsäule

Laminektomie
Entfernung der Wirbelbögen mit Dornfortsatz

Ligamentum flavum
gelbes Band

Ligamentum longitudinale
Längsband (vorne und hinten die Wirbelkörper verbindend)

Liquor cerebrospinalis
(wasserklare) Nervenflüssigkeit

lokal
örtlich

Lordose
nach vorne (bauchwärts) bogenförmige Verbiegung der Wirbelsäule

lumbal
zur Lendenwirbelsäule gehörig

Lumbalpunktion
Einführen (Einstechen) einer Hohlnadel in den harten Rückenmarkssack

Metastase
Tochtergeschwulst

methodisch
planmäßig; hier: planmäßige Entwicklung von Operationstechniken

Mobilisation
Beweglichmachung (z. B. der Wirbelsäule)

Myelographie
Kontrastmitteluntersuchung des Rückenmarkskanals

Nucleus pulposus
innerster Teil der Zwischenwirbelscheibe (Gallertkern)

Orthese
orthopädische Rumpfstütze

Osteochondrosis intervertebralis
fortgeschrittene Veränderung der Zwischenwirbelscheibe mit Verschmälerung des Zwischenwirbelraumes und mit röntgenologisch nachweisbaren Veränderungen an den Wirbelkörperrändern

paraspinal
neben dem Wirbelkanal

paravertebral
neben der Wirbelsäule

Parese
unvollständige Lähmung

Pascal
Druckeinheit, 1 Pascal entspricht 0,00001 bar;
1 Mega-Pascal = 1 Million Pascal

peridural
hier: um die harte Rückenmarkshaut herum

perkutan
durch die Haut hindurch

physiologisch
normal, der Gesundheit entsprechend

Prolaps
Vorfall (der Bandscheibe)

Protrusio
Vorwölbung (der Bandscheibe)

radikulär
die Nervenwurzeln betreffend

Resignation
hier: Verzweiflung, Verzagen (Resignieren)

Rotation
Drehung

Rezidiv
hier: Bandscheibenvorfall der gleichen Höhe und Seite nach Operation

Spondylarthrose
krankhafte Veränderung der kleinen Wirbelgelenke

Spondylitis
Wirbelentzündung

Spondylolisthesis
Wirbelgleiten

Spondylolyse
Spaltbildung im Zwischengelenkstück des Wirbelbogens

Spondylose
krankhafte Veränderung der Wirbelkörper

Spondylosis deformans
degenerative Erkrankung der Wirbelkörper und Bandscheibenschaden

Stabilisation
hier: Festigung der Wirbelsäule (durch Übungsbehandlung) oder des Bewegungssegmentes (operativ)

Stenose
hier: Verengung des Wirbelkanals

Therapeut
derjenige, der andere behandelt

therapieren
behandeln

Stichwortverzeichnis

T

U

V

W

Z

UNSER LESER-SERVICE FÜR SIE

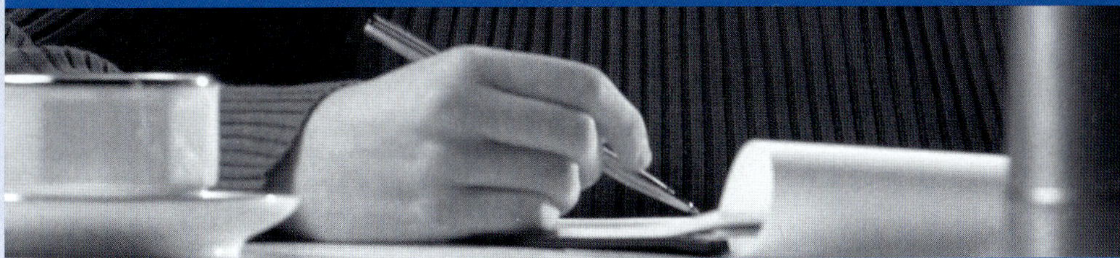

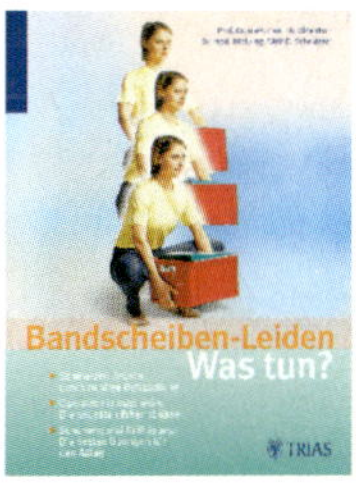

Liebe Leserin, lieber Leser,

wir freuen uns, dass wir Ihnen mit diesem Buch weiterhelfen konnten. Fragen zum Inhalt dieses Buches leiten wir gern an die Autorin oder den Autor weiter.

Auch Anregungen und Fragen zu unserem Programm wie auch Ihre Kritik sind uns herzlich willkommen!

Denn: **Ihre Meinung zählt.**
Deshalb zögern Sie nicht – schreiben Sie uns!

Ihre

Sibylle Duelli

- Adresse: Lektorat TRIAS Verlag
  Postfach 30 05 04
  70445 Stuttgart
- E-Mail Leserservice: heike.bacher@medizinverlage.de
- Fax: 0711-8931-748